DES

PARALYSIES

DES MUSCLES MOTEURS DE L'ŒIL

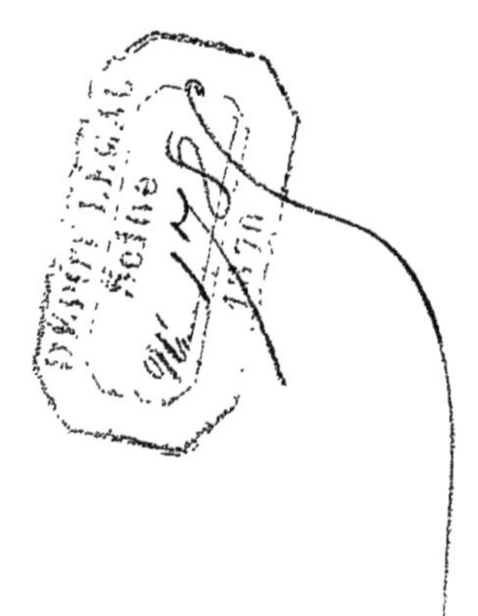

CHEZ LE MÊME ÉDITEUR

BOUSSEAU. **Des rétinites secondaires ou symptomatiques**. 1 vol. in-8 avec 4 planches en chromolithographie. 1868.

CHEVALIER. **Manuel de l'étudiant oculiste**, traité de la construction et de l'application des lunettes pour les affections visuelles. 1 vol. in-18 jésus de 300 pages et 90 figures intercalées dans le texte. Paris, 1868.

COSTE. **Étude clinique sur le cancer de l'œil**. In-8 de 115 pages. Paris, 1866.

DANTON (A.) **Essai sur les hémorrhagies intra-oculaires**. Grand in-8 de 82 pages. Paris, 1864.

DUBLANCHET. **Étude clinique sur les plaies du globe oculaire**. Grand in-8 de 124 pages. Paris, 1866.

FANO, professeur agrégé à la Faculté de médecine de Paris, etc. **Traité pratique des maladies des yeux**, contenant des résumés d'anatomie des divers organes de l'appareil de la vision. Illustré d'un grand nombre de figures intercalées dans le texte et de 20 dessins en chromolithographie. 1866, 2 vol. in-8.

FOLLIN, professeur agrégé, chargé du cours de clinique des maladies des yeux à la Faculté de médecine de Paris, chirurgien de l'hôpital du Midi, etc. **Leçons sur les principales méthodes de l'exploration de l'œil malade**, et en particulier sur l'application de l'ophthalmoscope au diagnostic des maladies des yeux, rédigées et publiées par LOUIS THOMAS, interne des hôpitaux, revues et approuvées par le professeur. Paris, 1863. 1 vol. in-8 de 300 pages avec 70 figures dans le texte, et 2 planches en chromolithographie, dessinées par Lackerbauer.

GOUBERT. **De la perceptivité normale et surtout anormale de l'œil pour les couleurs, spécialement de l'achromatopsie ou cécité des couleurs**. In-8 de 164 pages. 1867.

JAUMES. **Du glaucome**. 1 vol. in-8 de 264 pages. 1865.

PIRÈS, ancien chef de clinique du docteur Wecker. **De l'opération de la cataracte par l'extraction linéaire scléroticale**. In-8 de 57 pages, avec 16 figures. 1867.

SPERINO, professeur d'ophthalmologie à l'Université de Turin, etc. **Études cliniques sur l'évacuation répétée de l'humeur aqueuse dans les maladies de l'œil**. 1862, 1 vol. gr. in-8 de 496 pages.

WECKER, médecin-oculiste de la maison Eugène-Napoléon, professeur de clinique ophthalmologique, etc. **Traité théorique et pratique des maladies des yeux**. 2e édition revue et augmentée, accompagnée d'un grand nombre de figures dans le texte et planches lithographiées. 2 forts vol. in-8 avec un joli cartonnage en toile. 1868.

WECKER. **Des nouveaux procédés opératoires de la cataracte parallèle et critique**. In-8 avec fig. 1868.

WECKER et JÆGER. **Traité des maladies du fond de l'œil**. 1 vol. in-8 accompagné d'un atlas de 29 planches en chromolithographie. 1870.

Paris. — Imprimerie de E. MARTINET, rue Mignon, 2.

DES PARALYSIES DES MUSCLES MOTEURS DE L'ŒIL

PAR

A. VON GRAEFE

Professeur d'ophthalmologie à l'Université de Berlin, etc.

Traduit de l'allemand

PAR

A. SICHEL

Docteur en médecine de la Faculté de Paris,
Médecin et chirurgien oculiste des Maisons impériales Napoléon et de la Légion d'honneur,
Chevalier de l'ordre du Christ du Portugal, etc.

REVU PAR LE PROFESSEUR

PARIS
ADRIEN DELAHAYE, LIBRAIRE-ÉDITEUR
23, PLACE DE L'ÉCOLE-DE-MÉDECINE.

1870

AVANT-PROPOS

Lors de mon dernier séjour à Berlin pendant l'hiver 1866-67, M. de Graefe fut nommé professeur titulaire d'ophthalmologie près l'université de cette ville.

Il dut alors, suivant l'usage, écrire en latin, un travail inédit, sorte de thèse, que les Allemands appellent *Habilitationsschrift*.

Immédiatement après, parut l'édition allemande; frappé de la lucidité de ce travail ainsi que de la hauteur des vues qu'il contenait, et convaincu d'autre part de l'utilité de sa publication en France, je conçus le projet d'en entreprendre la traduction, sans me dissimuler toutefois les difficultés d'une semblable tâche. L'allemand, en effet, est, de toutes les langues vivantes, celle qui se laisse le moins traduire, surtout en français. Il expose à d'inévitables longueurs qui sont souvent préjudiciables à la clarté. Je demandai donc à mon cher et illustre maître l'autorisation d'entreprendre ce travail, et voici la lettre qu'il m'écrivit à ce sujet :

« Mon cher ami,

» Votre intention de traduire en français mon opuscule sur les *symptômes des paralysies des muscles moteurs de l'œil*, ne peut m'être que fort agréable, et je vous donne avec plaisir l'autorisation que vous me demandez à ce sujet.

» Je serai, en effet, heureux de vous voir interpréter, auprès du public médical français, un sujet qui me paraît de la plus haute importance au point de vue de la pathologie générale.

» Seulement je ne puis pas vous dissimuler que la forme que, pour des raisons particulières, j'ai adoptée dans l'exposition de ce sujet, augmentera les difficultés de l'étude pour ceux qui sont encore peu familiarisés avec ces matières spéciales.

» Cette forme, d'une part, est trop abstraite pour bien représenter chaque cas en particulier, ainsi qu'eût pu le faire, un mémoire appuyé sur des observations soigneusement choisies. D'autre part, cette forme embrasse trop de détails pour pouvoir donner aux étudiants une idée aussi générale que le ferait la forme plus précise d'un traité.

» Ces deux imperfections qui, certes, doivent se faire sentir pour l'étude, sont peut-être contre-balancées, au point de vue de la science, par un exposé plus exact et plus minutieux des symptômes qu'il n'eût été possible de le faire dans un autre mode de description.

» Pour conserver ce résultat et remédier en même temps aux inconvénients susmentionnés, il serait certainement fort utile de faire suivre l'exposé que j'ai donné, d'une réunion d'*observations types*, qui serviraient d'exemples vivants aux propositions formulées.

» Les riches matériaux de votre clinique vous fourniront facilement l'occasion d'atteindre ce but, et si, pour telle ou telle forme plus rare, cette occasion vous faisait défaut, je me mets volontiers à votre disposition pour combler les lacunes.

» Par un choix bien réfléchi de semblables observations, qui représenteraient à la fois les différentes phases et les diverses transitions des formes de maladie en question, vous donneriez au tout une empreinte d'étude clinique, et feriez de mon petit ouvrage une source à laquelle ceux que ce chapitre de l'ophthalmologie intéresse pourraient puiser aussi longtemps que ces études ne seraient pas entrées dans une voie nouvelle.

» Croyez-moi, mon cher ami, etc.

» A. von Graefe.

» Berlin, le 15 octobre 1869. »

Conformément au désir de mon bien-aimé maître, je me propose donc de faire suivre prochainement la publication de cette traduction, d'une seconde partie composée surtout d'observations, et renfermant, en outre, quelques mots sur l'étiologie, la fréquence, la marche et le traitement de ces affections.

J'ai tâché, dans les pages qui vont suivre, d'être constamment exact ; aussi je réclame l'indulgence pour le manque d'élégance du style, cette dernière ayant toujours été sacrifiée à l'exactitude de la traduction.

Je m'estimerai trop heureux si mes efforts peuvent être suivis de quelque succès.

A. SICHEL.

Paris, le 1er mars 1870.

INTRODUCTION

Ce n'est pas pour l'ophthalmologie seule, que l'étude des paralysies des muscles moteurs de l'œil offre de l'intérêt; elle est encore d'une très-haute importance pour la science médicale en général. Cette importance repose surtout sur la délicatesse des observations qui s'offrent à nous sur ce terrain. Tandis que nous ne pouvons tracer qu'à grand'peine, dans les autres parties du corps humain, la limite entre les oscillations physiologiques du degré des forces et des états pathologiques peu accusés; tandis que, notamment, pour de petites assymétries de l'action musculaire sur les deux moitiés du corps, cette délimitation devient pour ainsi dire impossible, nous possédons, au contraire, une mesure d'une exactitude surprenante pour l'innervation des muscles oculo-moteurs. Cette mesure, les lois des *mouvements associés* nous la fournissent. Arrive-t-il même, dans un cas semblable, que le défaut absolu de mobilité tombe au delà des limites de l'observation, la déviation ne s'en montre pas moins d'une façon suffisamment nette, si l'on prend en considération les excursions des mouvements provoqués par des efforts de volonté identiques des deux côtés, tels qu'ils sont dictés par les lois de l'association (voyez chapitre Ier). Ajoutons à cela que les phénomènes de diplopie nous fournissent une expression d'une exactitude spéciale pour constater l'anomalie de position.

A cette faculté de découvrir les troubles, même les plus délicats, se rattache naturellement la possibilité de bien saisir le début des maladies, d'apprécier exactement les phases des troubles établis, d'en suivre scrupuleusement l'évolution tout entière, et d'acquérir, sur les processus et les phénomènes secondaires, des vues précises, résultat d'un poids considérable pour de nombreuses questions de pathologie générale.

Un puissant auxiliaire pour ces études nous est fourni par l'organisation tout entière du système musculaire des yeux qui, bien qu'elle ait causé de grands embarras aux observateurs, présente, comparativement à la musculature du reste du corps, des principes mécaniques d'une éminente simplicité. En s'appuyant sur ces principes, on peut aussi montrer, d'une façon claire et rigoureuse, les influences que le manque d'action de certaines forces détermine sur les mouvements.

Un nombre considérable de nerfs présidant aux mouvements de l'œil humain, il en résulte que la connaissance des paralysies de ces muscles présente une haute importance pour les différents points du diagnostic des maladies nerveuses, principalement pour celles du système central. Leur rôle devient d'autant plus important que le début des maladies en question est d'ordinaire obscur, que les signes pathognomoniques font longtemps défaut, tandis que les symptômes existants sont de nature vague. La découverte d'un trouble des fonctions des muscles oculaires est fréquemment appelée à jeter la première lumière sur l'existence d'une affection nerveuse matérielle et, en s'associant plus tard à d'autres symptômes, à en élucider la localisation.

Puisque, pour toutes ces raisons, la connaissance des paralysies des muscles oculo-moteurs se recommande à une étude plus approfondie, je me permets d'en rassembler ici les points essentiels de la symptomatologie. J'aurai surtout soin, en faisant cela, d'appeler l'attention sur certaines sources d'erreurs qui pourraient égarer ceux qui ne sont pas spécialement exercés aux études ophthalmologiques, et qui cependant, dans l'étude de la pathologie, ne sauraient se passer d'une mine si riche de diagnostic.

PARALYSIES

DES

MUSCLES MOTEURS DE L'ŒIL

PREMIÈRE PARTIE

SYMPTOMATOLOGIE

CHAPITRE PREMIER

POINTS DE DÉPART DU DIAGNOSTIC.

Dans les troubles de mobilité de l'œil et des paupières, il faut comme dans d'autres organes, avant de songer à un obstacle à l'innervation, exclure d'abord toute cause d'immobilité venant du dehors. Il n'est pas rare que ces troubles s'expliquent par l'augmentation du fardeau ou de la résistance et non par des anomalies dans les forces motrices. Je rappellerai seulement le ptosis qui accompagne une affection blennorrhagique ou diphthéritique de la paupière et dans lequel, quand bien même le releveur de la paupière supérieure se trouverait parfois affaibli par l'extension de l'infiltration en profondeur, l'exagération de volume et de poids de la paupière elle-même doit d'abord et avant tout attirer l'attention. Je rappellerai également le défaut de mobilité latérale par suite de symblépharon, de ptérygion très-tendu, ou par suite d'un obstacle quelconque situé dans l'orbite. Ce n'est qu'après avoir exclu toutes ces causes, qu'il nous est permis de chercher la raison d'un trouble de mobilité dans une paralysie musculaire.

Le premier et le plus frappant critérium d'une paralysie musculaire est *une diminution de la mobilité absolue* de l'œil dans une direction quelconque ; mais ici nous devons nous souvenir que : 1° *un défaut apparent de mobilité peut exister sans qu'il y ait pour cela quelque anomalie dans l'appareil musculaire de l'œil;* 2° *une paralysie prononcée peut exister sans qu'il soit possible de démontrer un manque de mobilité absolue.* Ces deux points sont d'une trop haute importance pour que je ne donne pas, à leur égard, quelques mots d'éclaircissement.

Pour examiner la mobilité absolue d'un œil, nous commençons d'abord par faire fermer l'autre, afin de concentrer la force volontaire tout entière sur les muscles de celui-là, et nous débarrasser de toutes les influences de la vision binoculaire, sur lesquelles nous aurons à diverses reprises l'occasion de revenir. Puis nous examinons si, en déplaçant successivement, dans les directions les plus différentes, un objet du point médian du champ visuel à ses limites physiologiques, l'œil est capable d'atteindre partout les positions extrêmes. En pratique, il est facile de se créer certains points de repère pour déterminer ces positions. On admet ainsi que, à l'état physiologique, dans l'abduction forcée, le bord externe de la cornée doit atteindre la commissure externe des paupières, et que, dans l'adduction forcée, le bord interne de la cornée doit se cacher un peu sous la caroncule lacrymale ; ou plus exactement, dans cette dernière position, une ligne verticale fictive, partant du point lacrymal inférieur, doit être tangente au bord interne d'une pupille modérément contractée. Pour ce qui concerne l'élévation et l'abaissement de la cornée, on arrive également à se créer de semblables points de repère. Néanmoins quelque utiles qu'ils puissent être pour certains besoins de la pratique, ils ne présentent cependant qu'une valeur fort restreinte, pour la détermination exacte des limites de la mobilité. La configuration de la fente palpébrale présente, en effet, des variations considérables chez les différents sujets à l'état sain ; chez les uns, par exemple, la commissure externe est située plus du côté de la tempe que chez d'autres ; la caroncule est tantôt plus proéminente, tantôt plus profondément située ; la cambrure des paupières, pendant l'élévation et l'abaissement du regard, diffère aussi notablement. On le conçoit donc, des mouvements parfaitement normaux des yeux peuvent, lorsqu'on les contrôle à l'aide de ces points de repère, paraître défectueux et *vice versâ*. Ainsi par exemple, chez un sujet dont la fente palpébrale est rétrécie en dehors, la cornée, dans l'abduction forcée, se cachera de 2 millimètres sous la commissure, tandis que chez un autre, dont la fente palpébrale est largement ouverte, elle n'atteindra pas complétement l'angle externe, etc. Mais, même en faisant abstraction des mesures prises sur les différents points des paupières, et en déterminant les angles que font les lignes visuelles dans les rotations extrêmes, on obtient encore des valeurs très-variables. Sur des yeux parfaitement normaux, les excursions présentent déjà des différences d'un degré notable (1), et récemment Donders a montré qu'elles diffèrent notamment dans les anomalies de la réfraction. Par suite des variations physiologiques de l'ampleur de l'étendue de la mobilité, un certain défaut d'excursion, par rapport à son amplitude moyenne, ne devra pas autoriser à conclure nécessairement dans un sens pathologique. C'est à juste titre que nous avons alors recours à une comparaison des deux yeux. Se montre-t-il maintenant une différence positive qui ne puisse s'expliquer par quelque asymétrie des fentes palpébrales ou par quelque hétéromorphie des globes oculaires, nous sommes autorisés à songer, dans ce cas, à un trouble de l'innervation de l'œil dont la mobilité est la plus restreinte. Mais l'anomalie est-elle au contraire en tout symétrique et ne dépasse-t-elle en rien les limites physiologiques, alors il faut nous abstenir de conclure dans le sens d'une paralysie, à moins que d'autres symptômes ne parlent en faveur d'un vice de l'innervation frappant les deux côtés à la fois.

A côté du défaut de mobilité, c'est souvent par *le mode d'exécution du mouvement* que se trahit une paralysie des muscles de l'œil. Par exemple, une contraction saccadée, interrompue par des relâchements du muscle atteint ; des contractions intercurrentes d'autres muscles ; des mouvements rotatoires qui sont en opposition avec la loi de *Donders et Listing*, etc. Nous reviendrons plus tard sur ce point; mais nous voudrions dès maintenant mettre le lecteur sur ses gardes, afin qu'il ne tirât pas trop vite des conclusions des phénomènes en question, lorsqu'ils se produisent sur

(1) L'ouverture horizontale du champ de mobilité varie au moins entre 85 et 110 degrés.

un terrain très-voisin des limites des mouvements physiologiques, et symétriquement sur les deux yeux. Lors de l'effort maximum d'un muscle oculaire, surtout lorsqu'il est prolongé, il n'est pas rare de voir l'action continue du muscle interrompue par du tremblement et par des positions déviant de l'état physiologique, comme cela arrive dans la fatigue musculaire en général ; ces divers phénomènes présentent du reste des différences individuelles variables.

D'après ce que nous venons de dire, il ne nous est donc permis de conclure qu'avec prudence de la présence d'un défaut de mobilité à une paralysie musculaire. Notre seconde proposition portait qu'une paralysie musculaire ne se trahit pas toujours par un défaut de mobilité absolue. D'un côté le contrôle en lui-même peut être inexact et de petits troubles de mobilité, d'un demi-millimètre et au delà, pourraient nous échapper facilement, notamment quand les fentes palpébrales ne sont pas parfaitement symétriques. D'un autre côté il est certain que bien des paralysies des muscles de l'œil n'ont qu'une faible influence sur les limites de la mobilité absolue. Je rappellerai, tout d'abord, la paralysie des muscles grand et petit oblique, dont l'influence sur la mobilité absolue peut nous échapper, parce qu'elle ne se fait qu'à peine sentir dans chacune des quatre directions principales, mais seulement dans un sens intermédiaire, difficile à contrôler, c'est-à-dire en bas et en dedans, ou en haut et en dedans. Mais, dans les muscles droits eux-mêmes, il peut exister un notable affaiblissement, sans que la limite d'excursion soit modifiée d'une façon très-appréciable. Ceci s'explique par là que, jusqu'en un point rapproché de la limite de contraction, les rotations du globe s'exécutent avec une extrême facilité, si l'on tient compte de la force disponible; tandis qu'au voisinage des limites de mobilité, se fait sentir un très-rapide accroissement de la résistance, et partant de la force à mettre en jeu. Ainsi, par exemple, lorsque s'opère la demi-rotation, ce n'est pas la moitié de la force disponible qui est employée, mais, au contraire, une bien plus faible partie de celle-ci ; la moitié de la force n'est mise en jeu qu'alors que la rotation est accomplie jusqu'en un point très-voisin de sa totalité. C'est à l'aide de cela qu'on arrive à comprendre naturellement qu'un assez faible défaut de rotation puisse correspondre à un manque relativement considérable de force motrice, et que des affaiblissements paralytiques notables des muscles puissent nous échapper lors du simple contrôle de la mobilité absolue.

Heureusement qu'ici nous pouvons employer une méthode d'examen, dont nous avons déjà touché un mot dans l'introduction, et qui nous fournit des résultats d'une finesse infiniment plus grande que le contrôle de la *mobilité absolue.* Cette méthode réside dans l'examen de la *mobilité relative pendant les mouvements associés à ceux de l'autre œil.* La loi essentielle de ces mouvements est que, sur les deux muscles dont l'action est simultanée, agit un effort de même intensité. Le pouvoir d'action se trouve-t-il atténué dans l'un de ces deux muscles, alors, à une même quantité d'effort employée ne répondra pas dans celui-ci la même quantité de contraction que dans le muscle sain du côté opposé, et, conformément à cela, il se produira là une rotation de l'œil moindre qu'ici. Le même muscle qui, examiné isolément, paraissait presque atteindre la limite normale de la contraction, reste en arrière de celui de l'autre œil, pour toutes les phases de la rotation ; par suite de cela, la déviation de l'œil malade deviendra de plus en plus considérable à mesure que le mouvement à exécuter se prononcera davantage. Même dans de faibles degrés de paralysie, cette déviation suffit ordinairement pour la constatation objective de l'affection. Si, cependant, tel n'est pas le cas, la diplopie résultant de l'aberration de l'œil malade nous fournit la solution, et un moyen auxiliaire, la prédominance de la déviation secondaire (voy. chap. II), peut encore être employé pour rendre la lésion plus apparente, en la faisant constater sur l'œil sain. Somme toute, *les déviations de l'œil malade qui se montrent pendant les mouvements associés, ainsi que la diplopie qui en est la conséquence, peuvent être considérées comme la véritable source du diagnostic*, source de l'exploitation de laquelle les chapitres qui vont suivre doivent traiter.

CHAPITRE II

DE LA NATURE DES TROUBLES DE MOBILITÉ ET DES PHÉNOMÈNES QUI EN RÉSULTENT.

Nous avons établi, dans le paragraphe précédent, que plus on sollicite la contraction du muscle paralysé et plus les déviations deviennent apparentes. De là résulte que le *maximum* de la déviation devra se produire pendant les mouvements associés *vers les limites de l'étendue de la mobilité.* Si donc il est d'autant plus facile de découvrir les déviations existantes qu'elles sont plus considérables, nous devrons, lorsque nous soupçonnerons une paralysie musculaire, immédiatement utiliser, pour en établir le diagnostic, l'examen des positions des limites correspondantes. S'agit-il, par exemple, d'une paralysie de l'abducteur? Nous ferons mouvoir un objet, présenté d'abord sur la ligne médiane à la fixation binoculaire, vers la tempe du côté de l'œil soupçonné, et nous examinerons la position de l'œil malade lorsque l'objet est placé aussi en dehors que possible. On sait que la détermination a lieu en exhortant le malade à regarder aussi tranquillement que possible l'objet, et en couvrant alors l'œil supposé sain avec la main ou un verre dépoli. L'autre œil était-il dévié, il lui faudra alors, pour arriver à la fixation, exécuter une rotation plus étendue en dehors. Si de la position extrême nous revenons successivement vers la ligne médiane, en passant par des positions ne réclamant qu'une moindre action de l'abducteur, les déviations deviendront de moins en moins sensibles, et enfin nulles peut-être, dans le voisinage de la ligne médiane, ou même notablement avant, ou de l'autre côté de celle-ci. Ces différences peuvent tenir, partie au degré de paralysie, partie à des phénomènes secondaires, la contracture de l'antagoniste, que nous devrons examiner plus tard.

L'accroissement de la déviation du côté paralysé se fait souvent déjà remarquer par là, que de ce côté se montre un strabisme qui avait passé inaperçu sur la ligne médiane et surtout du côté opposé. On peut donc déjà, à l'aide de ce moyen, différencier *grosso modo*, le strabisme paralytique du strabisme concomitant, car, dans ce dernier, la déviation conserve un degré assez constant d'un côté du champ visuel à l'autre, parce que là il ne s'agit pas d'un défaut de force motrice, mais seulement d'un trouble de l'équilibre des muscles antagonistes.

De même que dans la vision binoculaire, les déviations, suites de paralysie, augmentent du côté du muscle paralysé, les efforts musculaires augmentent de même d'une façon non physiologique, lorsqu'en fermant l'œil sain la fixation de l'œil malade est dirigée de ce côté. La rotation supplémentaire à exécuter que nous venons de signaler à propos de la déviation strabique ne donne même pas encore, comme nous le montrerons plus loin, la mesure complète de cette augmentation des efforts. Celle-ci se montre d'une façon on ne peut plus instructive dans la projection du champ visuel.

On sait que lors de l'usage exclusif d'un œil, la position apparente respective des objets aperçus dépend du lieu de leur image rétinienne ; mais la situation du champ visuel en général se trouve déterminée pendant ce temps par le sentiment de la position de l'œil, et, par conséquent, par l'effort moteur nécessaire pour déterminer celle-ci.

Nous faut-il, pour amener notre œil dans une certaine position, forcer un muscle plus qu'il n'est nécessaire dans l'état normal pour obtenir le même résultat, aussitôt l'accroissement de l'effort nous fait croire à une position anormale de notre œil. Nous surtaxons par la sensation perçue la rotation accomplie, et déplaçons notre champ visuel dans le sens de cette dernière. Lors de l'usage exclusif de l'œil affecté et lors de la contraction du muscle paralysé, le champ visuel se trouve, d'après ce qui précède, déplacé chaque fois dans le sens de l'action de ce muscle, en dehors par une paralysie de l'abducteur, en dedans par l'adducteur et en haut lorsqu'il s'agit du droit supérieur, etc. Il est facile de prouver cela nettement en sollicitant le malade d'atteindre par un mouvement rapide, et par conséquent impossible à corriger proportionnellement à l'erreur, un objet tenu dans une position appropriée. Le malade, dans le premier cas, atteindra en dehors ; dans le second, en dedans ; dans le troisième, en dessus de l'objet.

Par là s'expliquent une série d'inconvénients qui deviennent on ne peut plus incommodes pour l'acte visuel, lorsque le malade ne possède que l'œil paralysé et lorsqu'en outre plusieurs muscles oculaires sont atteints. N'y a-t-il qu'un muscle d'affecté, alors le malade tourne la difficulté, lorsqu'il se sert de cet œil, en évitant, en général, la contraction du muscle paralysé, par une rotation convenable de la tête. Ainsi, lors d'une paralysie de l'abducteur, il fait subir à sa tête une rotation autour de l'axe vertical vers le côté malade, et ne fixe ainsi des objets placés devant lui qu'en mettant l'abducteur dans un relâchement complet. Y a-t-il, au contraire, comme dans la paralysie du moteur oculaire commun, plusieurs muscles atteints, alors il n'est plus possible d'éviter la gêne, à cause de la diversité des actes accomplis; le malade, suivant que l'adduction, l'abaissement, l'élévation de l'œil atteint deviendra nécessaire, déplacera le champ visuel en dedans, en bas ou en haut. Aussi pendant les occupations qui, comme la marche, réclament une estimation rapide de la localisation, il en résultera bientôt une complète désorientation.

C'est sur ce fait que repose le *vertige* si caractéristique que l'on rencontre dans les paralysies des muscles de l'œil, et qui se montre lorsque les malades font usage de l'œil atteint. C'est là une forme du vertige visuel qui a souvent conduit à des erreurs médicales, parce qu'en lui donnant une interprétation erronée, on a reporté les phénomènes observés aux causes primordiales du mal, par exemple à une lésion cérébrale, tandis qu'il est un effet essentiel de la paralysie elle-même, que celle-ci reconnaisse l'une ou l'autre cause pour point de départ. Ne se montre-t-il un sentiment de vertige que lors de l'usage exclusif d'un œil, il faut sans cesse avoir dans ce cas ce mode d'explication présent à la mémoire, et l'on réussit presque toujours alors à se rendre complétement compte de ce phénomène bizarre, si l'on analyse avec exactitude les projections anormales du champ visuel pendant les rotations réclamées par l'usage de l'œil. Je n'ai pas besoin de mentionner que ce sentiment de vertige diffère essentiellement de cet autre malaise que détermine dans la vision binoculaire la perception des images doubles. Ce malaise peut, il est vrai, devenir si grand que les malades préfèrent clore un de leurs yeux; mais il n'en résulte jamais de vertige réel pouvant aller jusqu'à faire chanceler pendant la marche. Au point de vue du diagnostic, on ne peut du reste pas confondre ces deux états, parce que le vertige dont il s'agit ne se montre justement que lors de l'usage exclusif d'un seul œil, ce qui supprime immédiatement le malaise résultant de la diplopie.

Le sentiment de vertige sert fréquemment à reconnaître tout de suite le côté sur lequel s'est développée une paralysie musculaire de l'œil bien avant même que l'examen des mouvements oculaires nous ait mis sur la voie de l'affection spéciale. On obtiendra même souvent et rapidement, par ce moyen, une indication pour l'examen ultérieur, avantage que nous ferons sonner d'autant plus haut que parfois la détermination du côté sur lequel siége la lésion peut présenter de plus grandes difficultés qu'on ne pourrait le croire à priori. Nous citerons, comme exemple d'une semblable difficulté, les paralysies du trochléateur, lorsqu'à cause d'une meilleure force visuelle l'œil malade est employé à la fixation.

Un autre phénomène de la plus haute importance, qui dépend de l'augmentation disproportionnée de l'effort lors de la contraction du muscle paralysé, consiste dans la *prépondérance de la déviation secondaire de l'œil sain.* On s'en aperçoit en provoquant la fixation avec l'œil paralysé, soit en faisant concentrer l'attention sur l'image qui correspond à cet œil, soit en favorisant l'exactitude optique de cette image, par exemple par la correction d'une anomalie de réfraction, soit enfin en couvrant incomplétement l'œil sain de manière à l'exclure de l'objet qui fixe l'attention. Supposons encore ici le cas d'une paralysie de l'abducteur de l'œil gauche. Dans ce cas, comme nous le savons déjà, cet œil se déviera d'autant plus, c'est-à-dire restera d'autant plus en route en dedans, que l'objet fixé sera plus porté vers la gauche. Que la déviation pour une certaine position de l'objet comporte par exemple un angle α, c'est-à-dire que la ligne visuelle de cet œil s'écarte en dedans de la position nécessaire à la fixation d'un angle α, il arrivera que si nous forçons la fixation de l'œil gauche de n'importe quelle façon, l'œil fera nécessairement une rotation en dehors égale à l'angle α.

Mais cette action supplémentaire, en tant que l'association des mouvements n'est pas supprimée, ne peut être effectuée sans qu'il s'opère une rotation de l'œil droit, et par là ce dernier passera de sa position primitive qui, relativement à l'objet fixé, était la bonne, à une position fausse et déviante. Le phénomène dont il s'agit a reçu le nom de *déviation secondaire*. La direction de la déviation secondaire est facile à prévoir. Comme, dans l'œil malade, la rotation nécessaire à mettre ce dernier en position représente une action du muscle paralysé, il en résulte que la déviation secondaire représente, chaque fois, une action du muscle de l'œil sain associé au muscle paralysé. On sait que le droit externe de l'un des yeux est le muscle associé du droit interne de l'autre, et *vice versâ*. Par conséquent, dans une paralysie du droit externe, la déviation secondaire sera représentée par une action du droit interne, et réciproquement. On verra donc qu'un strabisme convergent de l'œil paralysé, par suite d'action défectueuse du droit externe, correspond à un strabisme secondaire convergent, et, qu'à un strabisme divergent, correspond également un strabisme divergent.

Il n'y a pas lieu de s'étonner que dans le cas de strabisme supérieur ou inférieur, la déviation secondaire ne se montre pas également dans une direction homonyme et qu'elle se fasse, au contraire, dans un sens *opposé*, de telle sorte qu'à une déviation primitive en bas, par suite d'action défectueuse du droit supérieur, correspond une déviation secondaire en haut, et à une déviation primitive en haut, correspond une déviation secondaire en bas. Il ne peut naturellement pas en être autrement, puisqu'ici encore le phénomène de la déviation secondaire s'effectue d'après le principe de l'association, comme dans les mouvements latéraux. En effet, tandis que dans les mouvements latéraux de l'œil les muscles de *nom opposé* se trouvent associés, par exemple, l'interne avec l'externe, lors d'élévation ou d'abaissement de l'œil, les muscles *homonymes* sont associés, le supérieur avec le supérieur, l'inférieur avec l'inférieur. La rotation nécessaire pour amener l'œil paralysé en position s'effectue ici comme là-bas, à l'aide d'un effort du muscle paralysé, mais en même temps, la déviation secondaire associée s'opère ici par l'action du muscle de même nom et l'œil sain devra par conséquent être dévié du côté de ce muscle, tandis que l'œil malade restera primitivement en arrière du côté du muscle antagoniste. Du reste on peut rétablir l'harmonie en ne prenant pas dans les mouvements latéraux la ligne médiane comme point de départ de la dénomination, mais en prenant au contraire, d'après le principe des mouvements associés, le côté du corps vers lequel s'opère la déviation pour point de départ. Dans ce cas, pour les muscles latéraux comme pour les muscles élévateurs, la déviation secondaire sera de nom contraire à la déviation primaire. A une déviation primaire vers la droite correspondra une déviation secondaire vers la gauche et inversement. Que ceci suffise sur la direction de la déviation secondaire.

Jusqu'ici le phénomène ne caractérise en aucune sorte les paralysies, mais il se répète pour toutes les anomalies de position des yeux dans lesquelles le principe des mouvements associés se maintient dans son intégrité. On le rencontre par conséquent aussi lorsque, par suite d'un simple trouble de l'équilibre des antagonistes, l'un des yeux est dévié, comme dans le strabisme concomitant, ou lorsque les résistances dans le sac conjonctival augmentent, etc. Néanmoins, si dans toutes ces conditions la déviation secondaire se manifeste suivant la direction indiquée plus haut, celle qui accompagne les paralysies a pourtant quelque chose de caractéristique dans son étendue ; on voit notamment que, lorsque l'œil paralysé, pour se mettre en position, effectue une rotation égale à l'angle α supposé plus haut, la rotation associée qui produit alors la déviation secondaire de l'œil sain mesure un angle bien plus étendu, dont l'expression sera $2\ \alpha$ ou $3\ \alpha$. Ce que nous venons de dire ne se montre extérieurement ainsi, que lorsque le malade fixe avec l'œil paralysé ; il en résulte un strabisme bien plus prononcé de l'œil sain, que n'était celui qu'on observait dans l'œil malade, lorsque c'était l'œil sain qui était employé à la fixation. Il est facile de se rendre compte de cela : pour tourner l'œil malade d'une quantité égale à l'angle α, il faut que le muscle paralysé, par suite de l'augmentation relative de son fardeau, fasse un effort exagéré, contre nature, égal à celui à l'aide duquel, dans l'état normal, il effectuerait une rotation égale à $2\ \alpha$ ou $3\ \alpha$. Si donc lors des mouvements associés, le même effort est mis en œuvre de chaque côté, le muscle sain répondra également à l'effort de l'autre œil par une rotation de $2\ \alpha$ ou $3\ \alpha$. Plus nous approcherons l'objet fixé de la position limite que la contraction du muscle paralysé peut encore atteindre, plus la prépondérance de la déviation secondaire deviendra évidente, car la disproportion entre l'effort et l'effet obtenu, sur laquelle repose le phénomène, devient de plus en plus notable, plus on se rapproche de cette limite.

Cette prépondérance de la déviation secondaire constitue un phénomène de la plus haute importance pour la pathologie, car il nous livre, pour ainsi dire, une mesure du degré du trouble de l'innervation. Nous avons dans la déviation secondaire de l'œil sain la mesure du travail que le muscle affecté devrait faire, et plus la première dépasse la rotation effectuée par l'œil malade pour se mettre en position, plus le trouble de l'innervation doit être grand dans ce dernier. Les muscles oculaires et leurs nerfs sont-ils sains, et les obstacles extérieurs à la mobilité ne sont-ils pas changés, alors cet excès dont nous venons de parler disparaît complétement, les déviations primaires et secondaires deviennent identiques. C'est ainsi que cela se passe en réalité dans le strabisme concomitant régulier, si toutefois nous faisons abstraction des influences qui déterminent un effort d'accommodation différent dans les deux yeux sur l'état de convergence des axes visuels. De l'identité des deux déviations on peut précisément, et par opposition aux maladies paralytiques, tirer cette conclusion, qu'il s'agit d'un simple trouble de l'équilibre des forces antagonistes et non d'un obstacle à l'innervation.

On peut aussi utiliser pour la découverte des paralysies très-faibles la prépondérance de la déviation secondaire, parce qu'elle nous met sous la main une très-utile multiplication de la déviation existante. Comme nous l'avons déjà dit plusieurs fois, il arrive souvent que de très-petites déviations, et par conséquent les rotations de position qui leur correspondent, tombent à la limite de notre observation ou même au delà, particulièrement lorsque les malades ne fixent pas tranquillement ou rendent notre examen plus difficile par le clignement. Si nous venons, dans de semblables conditions, à produire dans l'œil sain une déviation secondaire double ou triple, la rotation de position nécessaire pour neutraliser celle-ci deviendra bien plus appréciable, et il nous sera permis, en l'observant, de mettre hors de doute l'existence d'une position vicieuse de l'œil, et en même temps d'arriver à la connaissance du côté sur lequel la paralysie s'est développée. Je rappellerai par exemple une paralysie incomplète du trochléateur. Dans ce cas la déviation de l'œil malade, alors même que l'on utilise la position limite appropriée dans le champ visuel, d'après les principes exposés plus haut, et qu'elle atteint de la sorte son maximum, est encore si faible que la rotation supplémentaire peut nous échapper ; il semblerait, peut-être, que l'œil fait une petite rotation en bas et en dehors pour arriver à la fixation; mais néanmoins, sur des individus peu tranquilles, nous ne pouvons parfois pas acquérir de conviction bien arrêtée à cet égard. Faisons maintenant fixer le malade avec l'œil atteint, en plaçant devant l'œil sain un verre dépoli, et observons si, lorsque nous retirons ce verre dépoli et que l'œil sain revient de la déviation secondaire à la fixation, il se produit un mouvement plus apparent. Supposons, par exemple, que la déviation primitive en haut et en dedans ne comporte, sur l'œil malade, qu'un angle de 2 degrés et que la déviation correspondante, en dedans et en bas, sur l'autre œil, comporte 5 ou 6 degrés, la rotation de position correspondante à cette dernière deviendra plus évidente, et il nous sera permis de conclure à l'existence de la paralysie et au côté sur lequel elle siége. Il nous faut pourtant avouer, qu'en général, la diplopie nous fournit pour cette détermination un point de repère plus commode et plus accusé. Mais comme celle-ci, par suite d'absence de vision binoculaire, peut également manquer (voy. le chap. suivant), il faut, de toute manière, tâcher de rendre les signes objectifs de la déviation aussi apparents que possible, et la multiplication fournie par la déviation secondaire n'est pas sans valeur pour ce résultat.

Nous avons déjà mentionné plus haut que beaucoup de malades, malgré leur paralysie, préfèrent spontanément fixer avec l'œil atteint pour obtenir de certains avantages pendant l'acte visuel. D'après ce que nous avons dit, il doit en résulter aussi que la difformité apparente, le strabisme, que la maladie entraîne à sa suite, doit devenir bien plus évidente que lorsque, dans un égal degré de paralysie, on vient à fixer avec l'œil sain. De même, si nous entretenons artificiellement la fixation avec l'œil atteint, jusqu'à ce qu'elle devienne habituelle, la difformité qui maintenant représente la déviation secondaire persistante, paraîtra bien plus considérable qu'auparavant, même si les conditions dans lesquelles se trouvent les muscles persistent dans le même état ou s'améliorent même.

CHAPITRE III

APPARITION DE LA DIPLOPIE DANS LES PARALYSIES.

Lorsque par suite de l'existence d'une paralysie la ligne visuelle de l'œil atteint dévie de l'objet fixé, l'image ne tombera nécessairement plus sur la *fovea centralis* de cet œil et, conformément au principe de l'identité des rétines, devenant une image excentrique, elle ne pourra plus être fusionnée avec l'image centrale de l'autre œil. C'est sur ce fait que repose la diplopie binoculaire. Celle-ci constitue *une expression fort délicate* de la déviation, et révèle des degrés de déviation qu'il nous est impossible de constater par un autre moyen, à cause de leurs faiblesses. Il est facile de se convaincre de cela. Que l'on presse sur l'œil ouvert, à l'aide de la paupière inférieure, de telle façon que du déplacement résulte une diplopie, si la pression est légère, on n'est pas empêché de fixer alternativement, tantôt l'image de l'œil pressé, tantôt celle de l'autre œil. Lorsque l'œil pressé vient à fixer, on voit apparaître sur l'autre œil une déviation secondaire à laquelle succède une rotation compensatrice, lorsque cet œil revient à la fixation. Vient-on pendant ce temps à faire observer l'œil resté libre par un observateur exercé, autant que possible, celui-ci se convaincra des rotations alors seulement que par l'accroissement du déplacement il se sera développé un notable écartement des images doubles, tandis que lorsque les images sont moins écartées, ces rotations lui échappent complétement. Même lorsque l'on tient devant l'un des deux yeux un prisme de 2 degrés avec la base tournée en haut et que l'on vient à fixer, tantôt avec cet œil, en portant la cornée dans l'élévation, tantôt avec l'autre œil, on ne peut se convaincre des rotations de l'œil resté libre qui représentent, soit sa déviation secondaire, soit le retour à la fixation, que pendant un regard très-tranquille, bien que les images doubles soient déjà soumises à un notable écartement, qui, sans porter préjudice à leur distinction, pourrait même être divisé en de nombreuses fractions. Ainsi donc il est certain que la diplopie fournit un critérium bien plus délicat de l'anomalie de position, que la rotation supplémentaire que l'on peut démontrer objectivement.

La présence de la diplopie, cela va de soi, n'a, par elle-même, *aucun rapport direct avec la nature paralytique de la déviation*, et si nous rencontrons presque régulièrement la diplopie dans ce cas, tandis que dans d'autres déviations, comme par exemple le strabisme concomitant, elle manque presque toujours, cela dépend de la diversité des circonstances accessoires et de la genèse tout entière. Les paralysies atteignent généralement des yeux dans lesquels l'acte visuel binoculaire s'opérait d'une façon toute normale ; dans le strabisme concomitant préexistent déjà fréquemment des différences dans l'acuité de la vue qui atténuent ou détruisent la vision binoculaire. Dans les paralysies, les conditions anormales se montrent tout à coup au milieu de l'équilibre physiologique ; dans le strabisme concomitant, elles se montrent petit à petit, la plupart du temps, d'abord périodiquement, et rendent ce développement successif; la coopération des deux rétines se soustrait lentement à ces lois physiologiques. Pour plus de détails il faut savoir que les images dépendant d'un strabisme concomitant se trouvent à une distance relative égale l'une de l'autre dans toute l'étendue du champ visuel, et qu'il peut s'établir d'après cela une certaine relation entre la partie centrale de la rétine de l'un des yeux et une certaine région excentrique, que ce soit par exclusion de l'impression d'un côté ou à l'aide d'une sorte de fusion vicariante. Dans les paralysies, au contraire, les images se montrent à une distance variable l'une de l'autre et il n'existe par conséquent point de terrain pour une semblable relation. Il faut faire remarquer de plus que si même, dans le strabisme concomitant, il ne préexistait pas de différences entre la force visuelle de chaque côté, celle-ci se développe d'ordinaire petit à petit par suite de la persistance de l'affection et facilite la non-perception de l'une des images. Dans les paralysies, au contraire, l'acte visuel commun se trouve presque toujours exercé dans une partie du champ visuel, ce qui entretient l'équivalence des impressions rétiniennes. Il faut aussi tenir compte de cette circonstance, sur laquelle Donders a appelé l'attention, que le strabisme convergent dans sa période de développement est très-souvent un acte volontaire, ayant pour but d'améliorer l'acte visuel quant à l'état de l'accommodation, acte auquel se rattache alors une concentration complète de l'attention sur l'une des deux images qui se trouve précisément rendue plus nette de cette manière. En dernier lieu, il ne faut pas oublier que le développement du strabisme a généralement lieu pendant les années d'enfance, alors que les conditions de la vision binoculaire n'ont pas encore atteint une physionomie bien solide par une longue habitude.

Si donc ces diverses circonstances expliquent la différence que présente le développement de la diplopie dans les paralysies et dans le strabisme concomitant, les conditions de la vue double se métamorphoseront précisément dans quelques déviations concernant certaines catégories de ces maladies. Ainsi, dans le strabisme relatif en dehors ou en dedans, c'est-à-dire dans celui où la déviation ne se montre qu'au delà ou en deçà d'une certaine étendue de la distance de l'objet, la diplopie se remarque déjà bien plus souvent que dans le strabisme absolu, et, si toutefois elle échappe au malade, il est extrêmement facile de la lui faire percevoir. Dans le fait, les circonstances que l'on rencontre ici se rapprochent de celles des paralysies, en cela que l'acte visuel binoculaire ne persiste pas d'un certain côté du champ visuel, mais dans une certaine profondeur de celui-ci, étendue d'avant en arrière; de plus, l'écartement des images rétiniennes n'est pas toujours le même, mais il croît et diminue; la force visuelle des deux yeux n'est pas extrêmement différente, et enfin ces formes de paralysies ne se développent pas comme le strabisme convergent ordinaire dans les années de l'enfance, mais pendant des périodes plus reculées de la vie. Inversement nous voyons la diplopie manquer dès le début d'une paralysie, lorsque le malade ne jouissait pas auparavant de la vision binoculaire. Nous la voyons aussi disparaître lorsque, par suite de faiblesse de la vue de l'un des yeux, la vision binoculaire n'a qu'une faible valeur; de même lorsque la fixation binoculaire disparaît dans toute l'étendue du champ visuel par suite de contracture des antagonistes ; ou enfin lorsque par l'occlusion artificielle de l'un des yeux la non-perception des impressions rétiniennes, venant de ce côté, est facilitée d'une manière successive.

Il nous faut insister encore particulièrement, afin d'élucider notre sujet, sur ces derniers faits. On se tromperait beaucoup si l'on admettait que la *diplopie, même pour une paralysie de date récente, soit un phénomène indispensable*, et l'on commettrait également une grave erreur en concluant que la disparition de la diplopie existante exprime la guérison de la paralysie découverte antérieurement. En dehors de ce fait, que, comme nous le savons, lorsque la vision binoculaire fait défaut avant le début de la maladie, la diplopie manque aussi après le développement de la paralysie ; il existe encore une sorte de diplopie larvée qui naît de ce que, par suite d'habitudes visuelles prises autrefois, l'attention se trouvant concentrée sur l'un des yeux, l'image double de l'autre œil n'est pas perçue comme telle et n'occasionne qu'une certaine gêne vague de la vision, une sorte de vue confuse. C'est là la forme que revêtent en réalité les indications de bon nombre de personnes qui viennent nous demander conseil pour des paralysies de date récente ; ils disent que, dans une certaine direction du champ visuel, les objets leur apparaissent moins nets, et que l'acte de la vision en général s'accomplit plus difficilement dans cette direction. Si dans ces conditions nous constatons qu'en faisant fermer l'un des yeux la gêne en question disparaît, nous pouvons être certain qu'il s'agit d'une telle diplopie larvée. On réussit pour certains objets, notamment pour des corps lumineux de peu d'étendue, à convaincre les malades qu'ils voient réellement double. N'y réussit-on pas, alors la séparation des deux images à l'aide de verres colorés dont il sera question plus loin, nous en donne les moyens ; une fois la diplopie mise en lumière d'une manière ou d'une autre, elle se maintient d'une façon manifeste pour les objets et pour les conditions pour lesquels elle était larvée auparavant. Il ne faut pas confondre l'état auquel je fais allusion avec celui dans lequel les images doubles sont très-rapprochées l'une de l'autre, et pour cette raison, surtout lorsqu'il s'agit d'objets d'une certaine étendue, tombent en partie l'une sur l'autre. Qu'on se garde aussi de le confondre avec un second dans lequel, par suite de contractions alternatives et rapides des muscles de l'œil, les images se fusionnent et se séparent alternativement, ce qui fait que la voie parcourue par l'image qui se déplace en garde l'impression et se réunit en quelque sorte à l'image qui reste en repos, phénomène qu'il nous est parfois donné d'observer, surtout à la limite de la vue simple, dans les paralysies en voie de régression. La diplopie larvée dont il s'agit ici peut être comparée à la diplopie physiologique ou à la myédosopsie, qu'il nous est donné de percevoir ou non suivant l'état de notre attention.

De même que le manque de diplopie dans une maladie de date récente ne parle pas contre la paralysie, de même, comme nous l'avons déjà dit plus haut, la disparition de la diplopie n'en implique pas la guérison. Il arrive fréquemment qu'avec la persistance de l'affection paralytique, la diplopie, autrefois apparente, repasse à l'état larvé, évidemment par suite de concentration plus accusée de l'attention sur l'une des images et d'exclusion de l'autre; on ne réussit alors qu'à l'aide de moyens spéciaux à remettre la diplopie en lumière, la cessation de la diplopie ne devient une preuve de guérison que lorsqu'il est possible de démontrer dans toutes les positions une fusion réelle des deux impressions rétiniennes et que l'on peut rejeter avec certitude l'exclusion de l'une des images. Il arrive même parfois qu'avec l'augmentation des déviations et principalement lorsque celles-ci se propagent dans toute l'étendue du champ visuel par suite de contracture de l'antagoniste, la diplopie cesse parce qu'il est relativement plus facile de faire abstraction d'impressions rétiniennes qui sont également et fortement excentriques dans toute l'étendue du champ visuel, que de celles qui le sont faiblement et inégalement.

D'autre part l'apparition soudaine d'une diplopie binoculaire ne doit pas être regardée comme la preuve d'une paralysie des muscles de l'œil, bien que de toutes ces causes celle-ci soit infiniment la plus fréquente. Nous avons déjà dit plus haut que, dans de certaines circonstances, le strabisme concomitant peut aussi être accompagné de diplopie et nous n'avons qu'à ajouter que les troubles de l'équilibre des antagonistes, lors même qu'ils ne prennent pas naissance tout à coup, peuvent néanmoins devenir brusquement apparents. Beaucoup d'individus ont, soit à toutes les distances, soit en deçà de certaines limites, un trouble de l'équilibre musculaire; mais celui-ci ne mène pas à un strabisme réel, parce que par la concentration de l'effort volontaire sur les muscles plus faibles, il est obvié à l'excès d'action des autres. De cet état que l'on nomme strabisme dynamique peut très-facilement résulter tout à coup un strabisme réel par cela que, le trouble d'équilibre par son accroissement progressif peut enfin dépasser le degré qui peut encore être égalisé par la volonté. Il peut encore se faire que les muscles conservant leurs rapports, la force volontaire vienne tout à coup à subir un affaiblissement. Cela ne se passe pas autrement lorsqu'un individu atteint de strabisme dynamique vient à perdre de son énergie, soit par une maladie affaiblissante quelconque, soit par une fatigue des yeux. Il ne peut plus alors opposer de résistance suffisante à la lésion, et une déviation réelle en résulte. Nous voyons notamment le strabisme relatif en dedans ou en dehors se montrer fréquemment avec la diplopie qui leur appartient sous l'empire d'une influence quelconque diminuant l'énergie. Si, par suite de maladies de natures diverses, on venait à supposer d'après l'apparition d'une telle diplopie, la présence d'une paralysie d'un muscle de l'œil, il pourrait en résulter des erreurs importantes de conclusions, comme, par exemple, de croire à tort à l'existence d'une encéphalopathie. On ne peut conclure de la diplopie à une paralysie, que si l'écartement des images doubles *augmente progressivement dans la direction du champ d'action d'un muscle*. Ce n'est qu'à cette condition que la diplopie est l'expression des déviations caractéristiques. Une diplopie survenant tout à coup, dans laquelle l'écartement des images reste égal dans toute l'étendue du champ visuel, ou bien dans laquelle cet écartement se modifie d'une façon concordant avec certaines propriétés des mouvements naturels des yeux (voyez chap. VI) et non relative à des actions musculaires déterminées, doit être expliquée par un trouble de l'équilibre des antagonistes devenu subitement manifeste et non par la cessation ou par la diminution d'une force motrice quelconque.

Comme conséquence de la diplopie paralytique nous avons à considérer d'une part, l'habitude qu'ont beaucoup de malades de fermer l'un des yeux, d'autre part des attitudes particulières de la tête, que les malades adoptent instinctivement ; en dernier lieu aussi les sensations douloureuses qui les atteignent dans de certaines conditions. Au premier point nous n'avons presque rien à ajouter ; en effet, la diplopie est souvent si gênante que les malades, pour s'en débarrasser, préfèrent clore un des yeux. Les positions de la tête résultent du besoin d'utiliser la partie du champ visuel, dans laquelle la vision binoculaire simple est conservée de la façon la plus parfaite pour les occupations ordinaires et par conséquent pour la marche ; ceci s'obtient lorsque le terrain de la vue simple, par rapport à la position du corps du malade, vient se placer directement au devant de lui. Or, puisqu'il faut regarder le champ visuel comme lié d'une façon immobile à la tête, cette nécessité, dont nous venons de parler, se trouvera accomplie par là que les malades tourneront la tête autour d'un axe parallèle à la limite de la diplopie, et la tourneront dans le sens de celle-ci. Lorsque dans une paralysie du droit externe du côté gauche, la tête se trouve tournée autour de la verticale vers la gauche, le champ visuel se trouve en conséquence déplacé à gauche relativement au corps du malade, et sa portion droite, conservée à la vision simple, se trouve ainsi placée droit au devant de lui. Lorsque dans une paralysie du droit inférieur la tête se penche en bas autour de l'axe transversal, on obtient un résultat analogue pour la moitié supérieure du champ visuel qui est ici conservée à la vision simple. Dans la paralysie du trochléateur du côté gauche, nous observons une rotation de la tête en bas et à droite autour d'un axe intermédiaire dirigé de droite à gauche et de haut en bas, parce que, en réalité, la délimitation de la diplopie répond à une semblable direction, ainsi que nous le montrerons dans la partie spéciale de ce mémoire. Les positions de la tête ont quelque chose de si caractéristique que de leur présence il est possible, même à une certaine distance du malade et avant le véritable examen, de soupçonner l'affection. Ce qui est surtout remarquable, c'est la roideur de la position anormale, parce que les malades craignent, par chaque changement qu'ils lui font subir, de perdre les avantages qu'ils en ont obtenus, c'est-à-dire la vision simple. On voit même survenir, lorsque ces positions de la tête sont maintenues pendant un certain temps, des contractures consécutives des muscles du cou.

Nous avons indiqué comme troisième phénomène consécutif à la diplopie, une sensation douloureuse qui atteint les malades lors de la fixation dans de certaines portions du champ visuel; nous ne voulons pas parler en cela des douleurs, extrêmement variables, dépendant de la cause de la paralysie, qui accompagnent surtout la contraction du muscle atteint; mais nous pensons à la gêne presque constante qui survient lorsque le muscle, pour le service de la vision simple, se trouve forcé contrairement à la loi d'emploi associé de la force. Cette gêne se montre dans une certaine portion limitante du terrain de la diplopie, dans laquelle il est possible de suppléer à la déviation existante par un effort spécial de volonté. Les malades alors éprouvent une sensation pénible, analogue à celle que ressent un homme sain lorsque, à l'aide de verres prismatiques, il est obligé de modifier la stimulation égale des muscles de l'œil, et, notamment, lorsqu'il porte cette modification à la limite qu'elle peut atteindre, et qu'il la maintient pendant un certain temps.

CHAPITRE IV

FUSION DES IMAGES DOUBLES, ÉTENDUE DU POUVOIR DE FUSION.

La dernière remarque que nous avons faite, que les déviations occasionnées par la paralysie peuvent, en partie, être corrigées par la volonté, semble être en contradiction avec celles que nous avons faites à l'entrée du chapitre précédent. Nous avions dit à cet endroit, que la diplopie représentait l'expression la plus délicate des déviations paralytiques, tandis que maintenant, nous venons d'indiquer une influence des images doubles, qui a pour effet de supprimer les déviations jusqu'à une certaine limite. De là pourraient résulter, si nous ne possédions pas d'autres moyens auxiliaires de provoquer le retour à la fixation, des erreurs de cette valeur diagnostique auxquelles nous échappons par l'examen direct des déviations et des rotations de positions, en couvrant successivement les yeux, bien que cet examen soit plus imparfait. Je suppose, par exemple, le cas d'une paralysie de l'abducteur gauche, par suite de laquelle l'œil gauche, lorsque l'objet fixé passe du côté gauche, se dévie de la position qui lui appartient vers une position en dedans ; il arrivera que la rotation supplémentaire correspondante, dans le cas où elle comporterait un angle de plus de 2 à 3 degrés, se dévoilera déjà par l'occlusion de l'œil sain. En revanche, il peut arriver que, lorsque les deux yeux sont abandonnés à eux-mêmes, les images doubles amènent une excitation suffisante du droit externe paralysé pour masquer la position fautive, et pour engendrer, par conséquent, la fixation binoculaire. La paralysie est-elle très-exiguë, de sorte que son influence ne se montre qu'à un degré modéré jusqu'à la limite du côté gauche du champ visuel commun, il peut se faire que si les choses se passent ainsi que nous venons de le dire, la diplopie vienne à être cachée complétement.

Mais heureusement il existe un moyen d'exclure ces anomalies des mouvements associés si gênants pour le diagnostic. Il consiste à rendre impossible, par l'emploi de verres prismatiques appropriés, la fusion des images doubles. Certes, un verre prismatique que l'on placera devant l'un des yeux changera la position respective des images doubles, mais ce changement s'étendra d'une façon parfaitement constante à tout le champ visuel. On obtient donc par là une grandeur connue, qu'il nous est permis de retrancher partout, et qui ne nous empêche pas d'apprécier à sa juste valeur l'écartement des images occasionné par la paralysie. Si les muscles oculaires latéraux peuvent se libérer dans une étendue assez notable de la loi d'association régulière, de telle sorte, que, pendant la vision simple, ou si l'on aime mieux, pendant la fixation binoculaire, il s'accomplit des rotations latérales assez étendues contre cette loi, on en trouve bien la raison dans les mouvements physiologiques de l'œil, en ce que, suivant la distance à laquelle se trouve l'objet et d'après l'état d'accommodation, des contractions des plus différentes de ces muscles se trouvent combinées entre elles. Mais les choses se passent autrement lorsqu'on a affaire aux muscles agissant en haut et en bas. Comme chez eux, pendant les mouvements physiologiques des yeux, les contractions sont réparties la plupart du temps d'une façon très-identique, nous possédons aussi beaucoup moins de pouvoir pour modifier leur association régulière ; d'après cela il ne nous est pas possible de dominer même un faible prisme de 4 degrés à réfraction verticale (1). Impossible d'en compenser l'effet par une rotation en haut ou en bas ; et il résulte de l'emploi d'un semblable prisme une diplopie inévitable. Si donc dans une paralysie des muscles oculaires latéraux, nous plaçons un prisme dans cette direction devant l'un des yeux, nous amenons une différence de hauteur entre les deux images qui s'étend à tout le champ visuel, et par l'impossibilité de la vision simple, les efforts que les muscles latéraux opéraient lorsqu'ils pouvaient atteindre encore cette vision simple, arrivent à être mis de côté. De cette façon, la diplopie résultant de la paralysie se montrera par un écartement latéral entre les deux images qui se trouvent à une certaine hauteur, l'une au-dessus de l'autre, dans toutes les positions. Nous pouvons donc de cette façon rendre apparent ce symptôme primitivement dérobé, et l'utiliser. Ainsi, dans le cas pris plus haut comme exemple, d'une paralysie de l'abducteur du côté gauche, dans lequel de petites déviations se trouvaient dominées, il se montrera à l'aide d'un prisme à réfraction verticale, un écartement latéral des deux images situées l'une au-dessus de l'autre,

(1) Helmholtz (*Opt. Phys.*, trad. de M. E. Javal, page 616) dit même qu'il est possible de produire des différences de hauteur volontaires de 6 à 8 degrés.

écartement qui deviendra de plus en plus grand vers la gauche. Pour les paralysies des muscles supérieurs et inférieurs, il est en général inutile de se servir des prismes dans un but analogue, parce que, comme nous l'avons vu, il est impossible ici de dominer des écartements de hauteur même d'une très-petite étendue. Si, par exception, le pouvoir de domination volontaire s'était accru, comme il peut arriver notamment dans des paralysies de date ancienne, des prismes abducteurs plus puissants deviendraient nécessaires, en même temps qu'on ferait fixer des objets plus éloignés, parce qu'on provoquerait de la sorte une diplopie homonyme insurmontable par la domination latérale.

De même que pour le diagnostic d'une paralysie d'un faible degré, la mise en jeu d'une diplopie artificielle ou, comme nous voudrions la nommer brièvement, l'*appréciation des déviations dynamiques* nous fournit aussi lors de la régression des affections paralytiques le critérium le plus exact. Ce n'est que, lorsqu'en faisant usage de ce moyen, l'écartement des images doubles a complétement cessé dans le champ d'action du muscle paralysé, que l'énergie normale du muscle est rétablie de nouveau. Avant que les choses en soient venues à ce point, il existe d'ordinaire une période pendant laquelle la diplopie, par suite du retour à la fixation binoculaire, est en réalité supprimée, mais où néanmoins, des déviations dynamiques se montrent très-visiblement par l'emploi de prismes appropriés.

Ces considérations sur la différence entre les déviations *dynamiques et réelles* dans les paralysies, conduisent à quelques remarques sur la fusion des images doubles. Si on groupe par catégories les paralysies, dans lesquelles le degré de l'affection peut être considéré comme égal, c'est-à-dire celles dans lesquelles, en réclamant le même travail de la part des muscles, les déviations se montrent comme équivalentes sous la main qui couvre l'œil malade et que partant, les écartements dynamiques des images doubles mesurés se montrent les mêmes ; en examinant alors si les malades sont réellement atteints de la même diplopie, on est obligé d'y répondre par la négative. Je fais abstraction ici de toute exclusion de l'une des images et de toute diplopie larvée, et je prends l'absence de diplopie comme d'égale signification que la vision simple véritable, obtenue par la fixation binoculaire. Dans de certaines paralysies, dans lesquelles les images doubles n'atteignent, même à leur maximum, qu'un faible écartement latéral, la diplopie se fait sentir dans une grande portion du champ visuel, tandis que dans des paralysies très-accusées elle n'occupe qu'une faible partie latérale de celui-ci. Cette particularité s'explique par la tendance très-variable qui existe, même chez les individus sains, à fusionner les impressions rétiniennes de chaque côté, et qui, dans les conditions pathologiques qu'amène la paralysie, se fait sentir encore davantage.

On le sait, la valeur de la vision binoculaire dépend de l'identité optique et de l'équivalence physiologique des images rétiniennes de chaque côté. Lorsque la congruence des images se trouve troublée sur les deux yeux, par différents états de la réfraction, ou bien lorsque, par suite d'astigmatisme ou de trouble des milieux réfringents, l'image de l'un des yeux diminue de précision, l'impulsion de la vision binoculaire perd aussi de sa force, et il ne faut souvent plus qu'une circonstance accessoire, comme par exemple l'avantage d'un moindre effort d'accommodation ou l'exclusion temporaire de l'un des yeux, pour la faire disparaître complétement. Lorsque la force visuelle diffère sur les deux yeux par suite de degrés divers de l'énergie des rétines ou par suite de n'importe quel trouble intra-oculaire, l'attraction des deux impressions rétiniennes devient aussi plus faible et la tendance à la fusion diminue également. Si dans de semblables circonstances préexistantes, il survient une paralysie, la force moindre de l'impulsion binoculaire se fera sentir dans les rapports des images doubles. Alors les efforts observés d'ordinaire pour étendre le champ d'action de la vision simple aux dépens de l'association naturelle des muscles, sont plus facilement abandonnés, et cette influence de la volonté dont nous parlions au début de ce paragraphe disparaît, sinon totalement, du moins en grande partie.

Néanmoins, en dehors de ces conditions préexistantes, il est encore une source à laquelle nous pouvons puiser ici ; ce sont les causes de la paralysie. La fusion des images des deux côtés est un acte central, et la puissance de l'impulsion binoculaire sur les muscles est dans le rapport le plus étroit avec l'état de l'innervation centrale. C'est pourquoi, dans les paralysies de causes centrales, nous rencontrons, toutes choses égales d'ailleurs, une tendance à la fusion bien moindre que dans celles qui reconnaissent pour point de départ une affection basilaire ou orbitaire. On peut utiliser ceci pour le diagnostic dans de certaines conditions et notamment lorsqu'on peut exclure les causes préexistantes de diminution du pouvoir de fusion résidant dans l'œil même, et lorsque de plus, l'affection n'est elle-même pas encore trop ancienne, et surtout lorsque, pendant notre observation, l'étendue de la fusion dont nous allons donner tout à l'heure la définition précise, se perd rapidement. C'est ainsi que, dans les paralysies de cause cérébro-spinale, il n'est pas rare que les troubles de mobilité, c'est-à-dire les déviations, soient extrêmement faibles, et que conséquemment, la distance des images doubles soit partout très-petite, et que néanmoins la diplopie acquière une large étendue dans le champ visuel. Si on vient alors, dans une position quelconque, à faire réunir à l'aide d'un prisme les images doubles situées très-près l'une de l'autre, il faut choisir ce prisme très-exactement. Vient-on à le choisir un peu trop faible ou trop fort, la diplopie se trouve corrigée d'une façon insuffisante ou transformée en une diplopie inverse par un excès de correction. Nous exprimons ceci en disant que l'étendue de la fusion est extraordinairement petite, en ce sens que l'étendue du jeu des prismes correcteurs ou plutôt la différence entre le prisme correcteur maximum et minimum est l'expression des oscillations musculaires disponibles pour la fusion.

Que l'étendue de fusion latérale soit notable dans des yeux sains, cela ressort du degré relativement élevé des prismes dont il est possible de surmonter l'action réfringente en dedans ou en dehors. Mais dans la plupart des paralysies de causes non centrales aussi, il subsiste pendant longtemps sur des yeux dont les autres fonctions sont normales, une étendue de fusion notable. Ce n'est que lorsque la diplopie a subsisté pendant longtemps que nous voyons cette étendue de la fusion diminuer, et il est alors intéressant d'observer qu'après le rétablissement thérapeutique de la vision simple, surtout dans certaines portions du champ visuel, cette étendue de la fusion grandit petit à petit, tandis que les véritables conditions de force des muscles n'ont pas besoin de changer pour cela, ainsi que les déviations dynamiques le démontrent. On comprend facilement que l'étendue de la fusion seconde très-efficacement notre action thérapeutique. Elle compense de trop petits effets et en atténue de trop grands, tant des prismes que des opérations; aussi rend-elle en majeure partie possible, que, lors d'écartements très-différents des images doubles dans le champ visuel, nous puissions néanmoins les réunir partout à l'aide d'une même correction. C'est par ces différences que s'explique, que, dans des restes de paralysies considérables, le retour à la fixation binoculaire dans tous les points réussit quelquefois mieux que dans des reliquats bien moindres. Cela explique aussi pourquoi la guérison de diplopies dépendant de véritables affections centrales présente à proportion de si grandes difficultés.

Dans de certaines formes de diplopies tout à fait anciennes, il peut se faire que, non-seulement l'étendue de la fusion, mais sa possibilité elle-même disparaisse totalement; cependant ceci se rapporte bien plutôt au strabisme qu'à la paralysie, parce qu'il date des premières périodes de la vie et parce que là l'activité centrale dont il s'agit n'a pas acquis de développement.

Si d'après ce qui précède l'étendue de la fusion explique la différence entre les déviations dynamiques et réelles, et si la dissemblance des différentes étendues de la fusion nous montre la manière différente dont se comporte chaque cas sous ce dernier rapport, il ressort aussi de la même source un autre phénomène digne d'attention pour l'examen de chaque cas en particulier : *Les différences dans la limite de la vision simple, suivant qu'on la détermine en commençant l'examen d'un côté ou de l'autre du champ visuel.* Si l'on promène l'objet fixé employé pour l'examen successivement du terrain de la vision simple vers le côté de la diplopie, la limite en question s'étendra bien plus dans cette dernière direction, tandis que, en faisant l'examen en sens inverse, elle rétrécit bien davantage la région de la vue simple. Dans le premier cas, après que l'examen est arrivé jusqu'à la limite au delà de laquelle surviennent les déviations dynamiques, les impulsions volontaires successivement plus fortes sont mises en jeu pour effectuer la fusion; ce n'est que lorsque le maximum de ces impulsions étant reporté sur le muscle affaibli et la portion positive de l'étendue de fusion étant ainsi épuisée, que se montrent les images doubles; elles prennent aussitôt l'écartement correspondant à la déviation dynamique dans la position qui s'y rapporte. Si, au contraire, on marche du terrain de la diplopie vers la limite, l'écartement des images doubles répond d'abord aux déviations dynamiques; si les images se rapprochent petit à petit l'une de l'autre, elles peuvent acquérir dans de certaines circonstances une influence particulièrement gênante et exciter les muscles à la fusion; néanmoins, on peut comprendre qu'une lutte, dans laquelle le maximum de l'effort devrait être employé, ne soit pas entreprise ici parce qu'elle s'accomplirait à l'aide des rapprochements les plus considérables et les plus gênants des images doubles. Il y a plus de tendance par la mise en jeu d'une action musculaire inverse, appartenant à la portion négative de l'étendue de fusion à éloigner les images l'une de l'autre jusqu'à ce que la fusion puisse s'effectuer sans le moindre effort spécial. Ce point se confond, soit avec la disparition de toute déviation dynamique, soit avec la persistance d'une déviation telle qu'elle puisse être couverte par une faible fraction de l'oscillation disponible, c'est-à-dire positive de la fusion. Il se montre ici de grandes différences en ce que souvent le trouble causé par des images doubles très-rapprochées l'une de l'autre, se montre d'une façon très-variable ou fait même défaut, et, qu'en outre, certains malades apprennent mieux à mettre en jeu un effort musculaire à effectuer par saccades, que d'autres qui ne peuvent arriver qu'à un accroissement successif. Le même malade réussit même d'après de petites différences dans l'essai, tantôt mieux, tantôt moins bien, à dominer ses muscles, d'où il résulte que la différence dans la limite de la vue simple dont nous avons parlé est soumise à de fortes oscillations.

CHAPITRE V

VALEUR DIAGNOSTIQUE DE LA DIPOPLIE.

Le malade vient-il à nous en se plaignant d'une diplopie manifeste, alors nous avons à chercher immédiatement la région du champ visuel dans laquelle les images doubles présentent le plus grand écartement et à établir leurs positions respectives. Si, au contraire, le malade n'a que peu ou pas du tout conscience de sa diplopie, parce qu'elle est larvée, tandis qu'au contraire d'autres symptômes, comme par exemple, l'observation que fait le malade d'une vue plus distincte par l'occlusion de l'un des yeux, le sentiment de vertige pendant l'occlusion d'un œil ou la présence de défaut de mobilité indiquent suffisamment un trouble musculaire, alors il faut, avant tout, rendre la diplopie apparente. On obtient ce résultat à l'aide de verres colorés et même, ainsi qu'il est résulté autrefois de mes expériences comparatives, ce sont les verres d'un rouge violet foncé qui sont les plus propres à cet usage (voy. A. f. O. I. 1, p. 10 et 11, note).

Leur influence sur la manifestation de la diplopie résulte ici d'une concentration de l'attention sur les images de chaque côté analogue à celle qu'on peut produire dans les essais stéréoscopiques. Si l'on pourvoit l'un des yeux d'un de ces verres colorés foncés, cela revient pour ainsi dire au même que si l'on mettait devant lui un champ visuel avec d'autres objets colorés ; en même temps le malade sait exactement par la couleur du verre et par la forme des objets dont il acquiert connaissance à l'aide de l'autre œil ce qu'il a à chercher et peut concentrer au maximum son attention sur la perception. Ainsi par exemple, s'il ne voit d'abord que l'image blanche, il faut l'engager à chercher la rouge ; concentrant alors son attention sur l'œil correspondant, tout en fermant passagèrement l'autre œil pour fixer avec celui qui est armé du verre, il arrivera bientôt à percevoir simultanément les deux images.

Quoique en général il soit préférable de tenir le verre foncé devant l'œil en fixation, parce que cela favorise l'équivalence des deux impressions, par atténuation de la plus forte, il n'en est pas moins vrai qu'en cela ne réside pas le point culminant de cet examen, car en plaçant même le verre à l'opposé, une diplopie larvée devient d'ordinaire manifeste, bien qu'alors le verre augmente encore la différence des images en atténuant la plus faible des deux. La couleur rouge violet se recommande surtout pour les objets brillants que nous employons pour l'examen. Des verres de cette nature bien nuancés rendent tellement obscurs tous les objets à l'exception de ceux qui, comme la flamme d'une bougie par exemple, présentent un grand éclat, que ces derniers en acquièrent une prépondérance particulière pour l'attention ; ils deviennent pour ainsi dire des centres d'attention privilégiés pour la perception. Les images ne sont pas seulement différenciées par leur coloration, mais encore par toute la distribution de l'éclairage qui acquiert par là quelque chose de particulier, c'est-à-dire que ces verres laissent passer les rayons les plus et les moins réfrangibles, et qu'au contraire ils excluent relativement les rayons intermédiaires qui sont ceux qui précisément, pour l'usage habituel, arrivent, en tant que l'aberration de chromatique de l'œil le permet en général, à la réunion la plus stricte lors de l'accommodation. C'est pour cela aussi que lorsque l'on accommode pour les rayons intermédiaires, ces verres donnent des contours rouge violet résultant des rayons imparfaitement croisés ou surcroisés, contours qui, relativement à l'image tout entière, paraissent bien plus brillants et sont bien mieux perçus ici à cause de cela, que par l'œil resté découvert. Qu'on se souvienne en effet de l'usage optométrique que Helmholtz a basé sur ces propriétés (*Optique physiologique*, traduction de M. E. Javal, page 175). En dernier lieu les verres colorés présentent encore un avantage pratique général, qui consiste en ce que les malades, en nous indiquant *l'image rouge* ou *l'image blanche*, nous apprennent immédiatement les rapports des images aux yeux, de sorte qu'il n'est pas nécessaire de couvrir les yeux pour être fixé à leur égard.

Si l'on a le soin de ne pas choisir ces verres par trop épais et de les faire tenir aussi perpendiculairement que possible à la ligne visuelle, on peut faire abstraction de la déviation que l'image subit de leur fait. Il ne faut pas oublier, d'autre part, que la diplopie rendue évidente de la sorte, diffère essentiellement de la spontanée, c'est-à-dire de celle qui se montre sans le secours de verres colorés, en ce que, par les caractères disparates des deux impressions diminue encore la tendance à la fusion. Le terrain de la vue simple se trouve par là rétréci à peu près de la même façon que lorsque nous en cherchons la limite en partant du côté de la diplopie, comme nous l'avons montré dans le précédent chapitre. L'étendue de la fusion se trouve diminuée et même annulée et les déviations se trouvent rapprochées de leurs dispositions dynamiques. Ceci ne constitue pas un inconvénient lorsqu'il s'agit de découvrir les paralysies musculaires, puisque c'est dans les déviations dynamiques qu'elles se montrent avec le plus de finesse; mais lorsqu'il s'agit de tirer des conclusions plus étendues comme, par exemple, de rechercher les causes de la paralysie ou de saisir des indications thérapeutiques, il faut prendre ces différences en considération, car il faut tenir compte ici de l'étendue de la fusion.

Ainsi que nous l'avons vu dans le précédent paragraphe, c'est lors de l'emploi de prismes à réfraction verticale, que les déviations dynamiques, en tant qu'il s'agit de différences latérales, se montrent de la façon la plus pure. Ces résultats, si on a le soin de faire exactement abstraction de l'action du prisme, peuvent être utilisés dès le début, pour déterminer exactement la limite dans laquelle l'affection musculaire commence à se faire sentir et qui sans cela se trouve effacée par les efforts de fusion. En combinant cette méthode avec celle des verres rouge violet on a un procédé très-commode, parce qu'il facilite au malade la mensuration de l'écartement des images.

Une fois la diplopie mise en évidence, par un procédé ou par un autre, il faut pour son estimation suivre le même chemin que pour estimer les défauts de mobilité objectivement démontrables. On détermine quelle est la partie périphérique du champ visuel dans laquelle se montre le plus grand écartement des images doubles. Évidemment on se trouve ici en présence de la position dans laquelle la contraction du muscle atteint est réclamée au plus haut degré. On peut rattacher les conclusions générales suivantes aux perceptions dans cette position primordiale :

Soit *n* le côté (droit, gauche, supérieur ou inférieur), du champ de mobilité commun dans lequel les images doubles s'écartent le plus l'une de l'autre; cet œil-là sera celui atteint de paralysie, dont l'image paraîtra la plus déplacée vers *n* et la force musculaire agissant sur cet œil dans le sens de *n* aura perdu de son pouvoir moteur. La base sur laquelle repose ce raisonnement est on ne peut plus simple à saisir : l'œil dont l'image paraît la plus avancée vers *n* est, d'après le principe de l'identité lui-même, resté le plus en arrière pendant le mouvement vers *n*, ou si l'on préfère il est dévié de la position réclamée vers le côté opposé; c'est par conséquent cet œil-là qui est malade, de plus, il est atteint de diminution d'une force dont l'action est dirigée dans le sens de *n*; si par exemple les images doubles s'écartent l'une de l'autre vers la gauche, et si c'est l'image de l'œil gauche qui se trouve reportée le plus vers la gauche et qu'il y ait par conséquent diplopie homonyme ce sera cet œil qui sera atteint, et la force agissant vers la gauche, l'abducteur, qui sera en défaut. Si au contraire l'objet étant tenu dans la même position, l'image de l'œil droit se trouve située davantage vers la gauche et qu'il y ait une diplopie croisée, ce sera l'œil droit qui sera atteint et la force agissant vers la gauche, le muscle droit interne qui sera paralysé. Les images doubles s'écartent-elles vers la périphérie supérieure du champ visuel et l'image de l'œil gauche se trouve-t-elle alors plus haute ? ce sera aussi cet œil et une puissance agissant du côté supérieur, que ce soit le droit supérieur ou l'oblique inférieur, qui seront atteints, etc. — Ces principes fondamentaux ne subissent pas d'atténuation dans leur valeur, si c'est l'œil malade qui est mis en fixation ; car l'apparition des déviations secondaires ne change dans ce cas que la distance et non la direction respective des images doubles.

Une autre expérience qu'il nous faut encore entreprendre dans cette même condition d'images doubles aussi écartées l'une de l'autre que possible, que nous pouvons désigner comme position initiale de l'examen, et qui réussit le mieux lorsque l'on arme l'un des yeux d'un verre rouge violet, consiste à faire fixer tantôt avec un œil tantôt avec l'autre, par conséquent tantôt l'image blanche tantôt l'image rouge. Tant que la position choisie pour faire l'expérience ne dépasse pas la limite de contraction du muscle paralysé cela réussit facilement, et il en appert que lorsque le malade fixe avec l'œil paralysé, l'écartement des images doubles devient constamment plus considérable que lorsque c'est l'œil sain qui est mis en fixation. Ce n'est là que l'expression de la prépondérance de la déviation secondaire dont il a été question plus haut (page 15). A ce changement de l'écartement des images se rattache nécessairement un mouvement apparent de l'une des images qui est ordinairement rapporté à celle de l'œil paralysé ; mais dans de certaines conditions, et notamment lorsque cet œil possédant une meilleure force visuelle est habituellement employé à la fixation, il peut être rapporté à celle de l'œil sain. Sur l'expérience dont il vient d'être question repose un autre moyen de diagnostiquer le côté sur lequel siége la paralysie, qui, bien que cette partie du diagnostic soit déjà posée par les moyens dont nous venons de parler, ne doit pas paraître superflu dans de certains états compliqués.

Après en être arrivé là de l'examen dans la position initiale, il est utile d'amener successivement l'objet fixé vers la ligne médiane du champ visuel et de le reporter dans sa moitié opposée afin de prendre connaissance du *rapprochement progressif des images doubles*. En ce qui concerne la qualité de ces images, il ne faut pas oublier un point, c'est que le jugement des malades ne se rapporte qu'à la relation respective des deux images. Le malade ne fait lui-même aucune conclusion préalable sur la façon régulière dont se comporte une des images, ni sur la façon anormale dont se présente l'autre ; c'est nous au contraire qui devons les faire, et lorsque le malade les fait exceptionnellement, il nous faut encore les contrôler et aussi les corriger. Que le malade désigne l'image excentrique comme « *image accessoire* », l'image centrale comme « *image principale* » cela est motivé à la vérité, mais n'implique pas le jugement du côté sur lequel siége la paralysie, puisque, comme nous avons déjà plusieurs fois pu nous en rendre compte, l'œil paralysé peut être employé à la fixation, s'il jouit d'une meilleure force visuelle. Lorsque les images sont inclinées, il est presque de règle que l'obliquité soit reportée sur l'œil qui est pourvu du verre rouge, et comme pour de certaines raisons nous préférons le faire tenir devant l'œil sain, il en résulte aussi que généralement l'image de l'œil paralysé est considérée comme droite, et c'est à nous qu'il incombe d'en donner l'explication d'une façon convenable.

La diminution de l'écartement des images est la plupart du temps bien appréciée par les malades, lors de l'emploi de verres colorés, surtout si l'on fait diriger leur regard vers une surface constante. On peut du reste *employer aussi des prismes pour mesurer l'écartement.* Veut-on employer comme mesure le numéro des prismes qui amènent les images doubles à se fusionner ? Il faut alors faire surtout attention d'éviter soigneusement toute déviation du prisme de la position réclamée. Vient-on, par exemple, à donner, pour égaliser des écartements latéraux, aux verres la moindre position accessoire qui modifie la hauteur de l'une des images, il en résulte que l'étendue de la fusion se trouve par là immédiatement réduite ou annulée, et l'on obtient des résultats inexacts. Veut-on, au contraire, exclure les efforts de fusion et mesurer les déviations dynamiques jusqu'à leur origine, il faut alors, d'après la méthode recommandée plus haut, produire des différences de hauteur artificielles et mesurer les écartements latéraux à l'aide de prismes exerçant leur action réfringente latéralement ou dans de plus rares circonstances (voyez page 34, fig. 9) par des prismes à réfraction verticale.

S'il ne s'agit que de l'affaiblissement d'un seul muscle oculaire, il faut que le rapprochement des deux images ait lieu dans la même proportion que la position de l'objet cesse de réclamer la contraction de ce muscle. La réunion des images, suivant le degré de la paralysie, et suivant la façon dont se comporteront les antagonistes, aura déjà lieu du côté du muscle atteint, ou bien dans la portion centrale du champ de mobilité, ou même quelque peu au delà de celle-ci. Mais s'il ne vient pas à se produire un semblable rapprochement des images doubles, et si au contraire elles conservent leur écartement primitif, lorsque l'on procède de la position initiale vers le milieu du champ visuel, l'affection ne consiste pas plus, en ce cas, dans une paralysie que lorsque les déviations, pouvant être objectivement mises en évidence, restent les mêmes. Arrive-t-il enfin qu'il se produise un rapprochement, mais d'une façon faible et disproportionnée aux changements de la direction, et la diplopie se laisse-t-elle poursuivre jusqu'à la périphérie du champ de mobilité du côté opposé, il est alors certain que l'on a affaire à une combinaison de la paralysie avec un trouble de l'équilibre des antagonistes (voy. chap. VII).

Par ce que nous venons de dire, l'estimation de la diplopie est loin d'être épuisée dans le but du diagnostic. Si l'on avait toujours affaire à des circonstances simples, nous pourrions nous en tenir là, mais en dehors de ce que la présence de troubles multiples rend souvent le jugement très-difficile, il existe encore de certaines particularités dans les mouvements habituels des yeux, dont nous parlerons dans le prochain chapitre, qui peuvent faire dévoyer notre appréciation et nous faire souhaiter d'avoir à notre disposition encore d'autres preuves concluantes pour le diagnostic. Cela est surtout utile là où les défauts de mobilité sont si faibles qu'ils sont insuffisants à préciser le diagnostic. C'est pourquoi après avoir examiné les images doubles dans leur position initiale et nous être assuré de la façon dont elles se comportent lorsque les objets se déplacent vers le milieu du champ visuel, il nous faut passer à un troisième ordre d'expériences que j'appellerais volontiers, *expériences de contrôle*. Leurs principes reposent sur ce qui va suivre :

Chaque muscle oculaire communique au globe un certain mouvement suivant la direction de l'axe de rotation qui lui est propre ; mais pour un point stable de la surface du globe, comme, par exemple, pour le milieu de la cornée, dont la position se laisse facilement contrôler, le mouvement correspondant change d'après la position que vient occuper ce point lui-même au moment de l'application de l'action musculaire. Ainsi, pour citer un exemple, le muscle droit supérieur tourne la cornée en haut et un peu en dedans, en admettant que l'axe de celle-ci ait été primitivement dirigé perpendiculairement au plan de la face, parce que l'axe de rotation des muscles est transversal et, en même temps, légèrement dirigé de dehors en dedans et d'arrière en avant. Si, au contraire, la cornée est déjà un peu tournée du côté de la tempe, de telle sorte que son axe soit à peu près dirigé perpendiculairement à l'axe de rotation du muscle, le droit supérieur ne fera plus uniquement qu'élever la cornée, et, si enfin la cornée se trouve encore plus dans l'abduction, l'action accessoire primitive du muscle en dedans viendra même à se renverser. Inversement, supposons la cornée tellement dirigée en dedans que son axe se rapproche de l'axe de rotation du droit supérieur, il en résultera que ce muscle perdra de son influence sur l'élévation de la cornée, mais que, par contre, il fera sentir son effet bien plus fort sur l'inclinaison du méridien vertical, c'est-à-dire, sur le mouvement rotatoire. Ce que nous venons de dire ici pour un muscle peut facilement, en faisant les changements nécessaires, s'appliquer à tous;

leur action, aussi bien sur la situation de la cornée que sur le méridien de l'œil, change essentiellement d'après les positions auxquelles se rattache l'action. Si dans le langage usuel on assigne une action déterminée à chaque activité musculaire prise isolément, cela tient à ce qu'on fait toujours la supposition verbale ou tacite, que l'on prend pour point de départ une position moyenne déterminée, à laquelle se rattache l'action musculaire. Mais, si nous avons affaire maintenant à une paralysie musculaire, rien ne nous empêche de produire d'abord une position quelconque de l'œil et d'examiner, par rapport à celle-ci, si nos suppositions sont justifiées, c'est-à-dire si le défaut d'activité du muscle présumé malade se produit d'après le mode correspondant à cette position. Revenons à l'exemple cité plus haut ; le diagnostic d'une paralysie du droit supérieur devra être contrôlé par cela que nous observerons les mouvements associés avec les rotations de l'autre œil, en haut d'abord, pendant la direction de la cornée directement en avant, puis lors d'une légère abduction et, enfin, au moment d'une forte adduction. Dans le premier cas, il devrait se produire une déviation en bas et en dehors ; dans le second cas, l'œil devra être dévié presque directement en bas : et dans le troisième, la diplopie correspondante devra montrer une inclinaison plus forte des méridiens.

Mais ce serait, à la vérité, un excès de prudence que de vouloir assigner à ces épreuves de contrôle une plus grande latitude pour le diagnostic de tous les cas. Il pourrait se faire que leur exécution atteignît l'infini, car le nombre des positions du globe est pour ainsi dire illimité. D'autre part il est des formes de paralysies qui, à cause de l'évidence de leur manifestation, ne nous laissent aucun scrupule au point de vue du diagnostic, déjà après l'emploi des moyens d'examen les plus simples. Ce n'est que dans de certaines paralysies, que nous reconnaissons aux expériences de contrôle une valeur intégrale pour le diagnostic, tandis que, dans d'autres, nous n'en faisons que peu ou point d'usage. De plus, dans le cas de leur utilité, nous ne mettrons en pratique, que celles d'entre elles qui sont indispensables à confirmer le diagnostic. Mais, en général, il y a dans ces expériences de contrôle un principe d'une grande valeur scientifique en ce que, en donnant aux symptômes des variations calculables selon les conditions artificiellement produites, le diagnostic acquiert une assurance vraiment mathématique.

CHAPITRE VI

ÉCARTS APPARENTS DE LA DIPLOPIE DES LOIS PRÉCÉDENTES.

S'il vient d'être établi qu'à chaque paralysie isolée d'un muscle correspond une forme de diplopie capable d'être calculée avec certitude, il faudrait rattacher à cela la conclusion que, chaque fois que la diplopie s'écarterait de la prévision, le diagnostic devrait être modifié. Un semblable raisonnement n'est cependant juste qu'à la condition d'avoir égard à de certaines circonstances accessoires, en partie fondées sur les mouvements et les habitudes naturelles des yeux, en partie reposant sur des différences individuelles et desquelles ne ressortent pas précisément des contradictions aux règles de la diplopie, mais desquelles résultent des particularités ne pouvant être prévues par ces mêmes règles. Comme lorsque dans des troubles paralytiques, on substitue, sans qu'elles soient motivées, des hypothèses compliquées à celles qui sont simples, cela entraîne les erreurs de diagnostic et de pronostic les plus graves ; nous sommes donc on ne peut plus fondés à aller à la recherche des circonstances en question. Leur point essentiel repose sur la *préexistence de déviations dynamiques*, se montrant dans toute l'étendue du champ visuel ou seulement dans de certaines portions de celui-ci.

Déjà dans le troisième chapitre, alors qu'il s'agissait d'éviter de conclure trop rapidement de la simple apparition de la diplopie à une paralysie musculaire, nous avons attiré l'attention sur ce que quelques sujets accusent une prépondérance de certains muscles oculaires pendant un temps indéterminé, sans que pour cela il survienne des déviations réelles. Si donc ces sujets viennent à être pris de paralysies musculaires entraînant une diplopie à sa suite, la déviation dynamique primitivement supprimée par le pouvoir de fusion devient manifeste, absolument comme lors de l'emploi d'un prisme à réfraction verticale, et ces déviations, lors de leur manifestation, se montrent nécessairement par la situation des images doubles. Il est possible que, dans ces conditions, l'effort de fusion, puisqu'il est devenu inutile dans une certaine étendue du champ de mobilité, cesse complétement dans sa totalité. Dans ce cas, l'expression diplopique d'un strabisme concomitant se combinera avec la diplopie paralytique. Mais il est aussi possible, ainsi que nous l'observons souvent, que dans la partie du champ visuel dans laquelle la paralysie n'implique pas nécessairement la diplopie, le fusionnement préexistant continue à se montrer; alors le terrain des images doubles coïncidera avec celui qui appartient à la paralysie, mais le rapport des images doubles entre elles s'écartera de la règle. Un exemple nous servira à élucider ce point. Lors d'une paralysie du trochléateur, il doit, d'après la règle, se produire dans la moitié inférieure du champ de mobilité des images doubles placées l'une au-dessus de l'autre et en même temps homonymes; en effet, si l'on prend pour point de départ la situation moyenne de la cornée, le muscle paralysé a une action à la fois abaissante et abductrice. Mais j'ai observé assez souvent que, lors même que tous les résultats, même ceux fournis par les expériences de contrôle, parlent en faveur d'une paralysie du trochléateur, les images doubles, placées l'une au-dessus de l'autre, se trouvaient à peu près sur la même verticale, ou même dans une position légèrement croisée. Si maintenant, dans ces circonstances, lors de l'emploi de prismes à réfraction verticale il se montre aussi une prépondérance dynamique des droits externes dans la partie supérieure du champ de mobilité, il n'est pas possible de douter que son expression diplopique s'était pour ainsi dire mélangée à l'écartement des images, symptomatique d'une paralysie du trochléateur, parce que la paralysie s'était développée sur le terrain d'un trouble préexistant de l'équilibre. En songeant à la fréquence de ces troubles d'équilibre, par exemple, dans la myopie, on se rendra compte que ces anomalies de la diplopie dont nous venons de parler n'appartiennent pas absolument aux raretés ; on peut alors arriver aussi, en analysant davantage les circonstances spéciales, à faire rentrer le trouble préexistant dans les catégories connues. Pour nous servir du même exemple que tout à l'heure, supposons qu'il arrive, dans une paralysie du trochléateur, que seulement lors de l'examen en deçà d'un pied ou un pied et demi de distance, il se produise des images doubles croisées au lieu d'images homonymes, tandis qu'à une distance de six à huit pieds, les images se montrent conformes à la règle, c'est-à-dire homonymes ; en même temps, supposons que le malade se montre myope : nous savons aussitôt qu'il s'agit ici de ce strabisme externe dynamique relatif, si fréquent dans la myopie, c'est-à-dire qu'il s'agit d'une prépondérance des muscles droits externes à de courtes distances.

La chose devient encore plus épineuse pour un observateur inexpérimenté, si une paralysie d'un très-faible degré vient à se développer dans le domaine même des muscles antagonistes dont l'équilibre avait été précédemment troublé, par exemple quand il arrive que, dans un strabisme dynamique en dehors, un des droits externes vient à être paralysé, ou quand, dans un strabisme dynamique en dedans, l'un des droits internes vient à être pris de paralysie. Dans le premier cas, lors de l'examen à l'aide de prismes à réfraction verticale, il se produira, du côté temporal de l'œil atteint, des images homonymes, et du côté opposé se montreront encore des images croisées. Dans le second cas, au contraire, en raison de la paralysie, on observera des images croisées dans la direction opposée à l'œil affecté, tandis que des images légèrement homonymes se montreront dans la direction temporale. Il pourrait résulter de là que l'on fît la conclusion erronée que, dans le premier cas, le droit interne est aussi atteint de paralysie, et que, dans le dernier cas, le droit externe de l'œil malade est également atteint. Il en résulterait, qu'au point de vue de la cause du mal, nous étendrions, d'une façon très-dangereuse, le domaine de la paralysie de la sixième paire de nerfs à la troisième et *vice versa*. En dehors de ce que, dans les troubles d'équilibre préexistants dont il est question ici, la manière dont ils se comportent relativement à la distance de l'objet se fait distinctement sentir, la protection contre de semblables erreurs réside d'ailleurs en ce que, précisément dans le voisinage de la périphérie du champ visuel, où se montre, dans les paralysies, l'écartement le plus rapide des images doubles, on n'observe pas d'augmentations progressives. En dernier lieu, on est encore mis en garde par ce fait que, dans le sens de la seconde paralysie, faussement conjecturée, en ne faisant pas usage de différence de hauteur provoquée par les prismes, la fusion, primitivement opérée, se fait d'une façon disproportionnellement facile. Cette dernière circonstance ne manquera que là où existait, avant la paralysie, un strabisme manifeste, sur la présence duquel nous pouvons d'ordinaire acquérir d'autres renseignements.

Abandonnons maintenant cette source d'erreurs pour passer à une autre qui lui est proche. Chez beaucoup d'individus on ne rencontre pas une prépondérance générale d'un muscle sur son antagoniste, mais on la voit apparaître dans des directions déterminées. Parmi beaucoup de différences individuelles à cet égard, dépendant surtout de l'usage des yeux, je veux principalement en citer deux qui se montrent d'une manière plus régulière. La majeure partie des hommes, peut-être, a, lors de l'élévation du plan visuel, une prépondérance dynamique des droits externes, qui, comme le démontre l'examen à l'aide des prismes à réfraction verticale, disparaît aussitôt que le plan visuel se rapproche de l'horizontale. Il se montre également, extrêmement souvent, une prépondérance des droits internes exclusivement, lorsque le plan visuel se trouve abaissé. Cette observation, qui a fait jusqu'ici le sujet de nombreuses discussions, se trouve évidemment dans le rapport le plus intime avec l'habitude qui consiste à considérer des objets rapprochés presque exclusivement en abaissant le regard, et à regarder ceux qui sont distants, en élevant, d'une façon relative ou absolue, le plan visuel. Par là, nous perdons jusqu'à un certain point l'habitude de relâcher nos muscles externes en élevant le regard et de relâcher nos muscles internes en l'abaissant, et nous provoquons ainsi des changements de la tension moyenne des muscles respectifs. La seconde manifestation consiste en ce que, pendant les mouvements latéraux, il survient, sur l'œil tourné en dedans, une déviation dynamique en haut, ou si l'on préfère, une déviation dynamique en bas sur l'œil tourné en dehors.

Il est connu que ces deux catégories de déviations, qui peuvent, du reste, très-bien être en relation avec des différences d'insertions des muscles, se montrent fréquemment d'une façon exquise dans le strabisme ordinaire ; on observe, conformément à cela, qu'une convergence pathologique augmente en bas, une divergence pathologique s'accroît en haut, d'une façon frappante ; de même, on observe que de faibles différences de hauteur deviennent très-apparentes lorsque, pendant les mouvements associés, l'œil qui se trouve le plus haut est mis dans l'adduction, circonstances desquelles résultent pour nous, dans le strabisme, différentes indications au point de vue thérapeutique. Mais aussi, dans les paralysies, les conditions équivalentes se font sentir, en ce que, sous l'influence de la diplopie paralytique, les déviations dynamiques préexistantes deviennent manifestes. Ainsi, par exemple, il peut se faire que lors d'une paralysie incomplète du droit inférieur, le croisement correspondant des images, dans la moitié inférieure du champ de mobilité, vienne à être neutralisé, dans cette direction, par une convergence dynamique préexistante. Dans la paralysie de l'oblique inférieur, une action opposée analogue peut faire cesser les images doubles homonymes dans la partie supérieure. Pour nous garantir contre des conclusions erronées, nous devons faire une analyse très-exacte des déviations dynamiques à travers tout le champ visuel. Vient-il à se montrer qu'une augmentation de convergence ou de divergence succède uniquement à l'élévation ou à l'abaissement du plan visuel, et qu'on ne puisse découvrir aucun autre défaut d'action des muscles latéraux, dans les positions des yeux que nous avons l'habitude d'utiliser pour le diagnostic de la paralysie de ces muscles, il faut alors exclure, jusqu'à un certain point, ce facteur, et baser le diagnostic sur les caractères indiqués. C'est précisément dans des circonstances ainsi quelque peu compliquées, que les expériences de contrôle, recommandées dans le précédent chapitre, tombent d'un poids considérable dans la balance; il faut déterminer si, en faisant abstraction de ce facteur, qui est constitué par des conditions physiologiques préexistantes, le reste de la manifestation constitue la preuve d'une façon satisfaisante.

Il nous faut considérer de plus que, si pour les positions habituelles et, pour ainsi dire, courantes des yeux, la régularité de l'association musculaire symétrique a plus fortement pris racine, ces racines sont cependant moins solides pour des directions du regard moins habituelles, comme par exemple, dans les positions intermédiaires fortement excentriques, en dedans et en bas, en dehors et en haut. Les actions musculaires combinées correspondantes réclament encore ici une installation plus attentive par l'acte visuel lui-même, ce qui occasionne, si j'ose m'exprimer ainsi, l'existence régulière de déviations dynamiques dans ces positions. C'est ce qui explique que, lorsqu'un muscle, contribuant à une semblable position, vient à perdre de son activité, et que cette position devient impossible, les autres muscles, qui ne sont nullement atteints, perdent aussi de leurs effets. Par là se produisent des écartements des images doubles que l'on ne peut pas déduire directement de la paralysie musculaire. Ainsi, par exemple, une position de la ligne visuelle fortement excentrique et dirigée en dehors et en haut, ne peut être atteinte sans une action simultanée de l'abducteur. Que ce muscle vienne à être paralysé, cela n'empêcherait pas en soi que la ligne visuelle, par l'activité des deux autres muscles coopérant à cette position, notamment le droit supérieur et l'oblique inférieur, n'atteignît pas le degré d'élévation voulu ; pourtant on observera, à l'aide de la diplopie, que l'œil reste en même temps un peu dévié en bas. On voit de plus le mouvement de rotation s'écarter de celui qui résulterait de la combinaison des effets produits, dans cette position, par le droit supérieur et l'oblique inférieur, d'où résulte un degré anormal d'inclinaison des images doubles.

La loi de Donders, qui établit qu'à une direction déterminée de la ligne visuelle, se rattache aussi un certain mouvement rotatoire, n'a naturellement sa valeur que pour des conditions physiologiques. Si, lors d'une paralysie de l'abducteur du côté gauche, une direction du regard des deux yeux à gauche et en haut est exigée, mais qu'en ce moment la ligne visuelle gauche soit uniquement élevée, cette simple élévation sera atteinte à l'aide d'autres actions musculaires que dans des conditions normales. Lorsque la vision simple vient à être supprimée, il n'y a naturellement pas la moindre raison à forcer d'une façon quelconque les tendances musculaires associées pour le service de l'acte visuel. Si l'association aux muscles de l'autre œil était bien exercée dans ces positions, le droit supérieur et l'oblique inférieur s'uniraient, pour effectuer cette simple élévation, avec le même degré de force que celui qui aurait été mis en jeu, simultanément avec l'abducteur, pour obtenir la direction voulue, en dehors et en haut, à l'état physiologique, et non pas avec le degré de force qui, à l'état physiologique, sert à la simple élévation. Si maintenant, comme nous venons de le concéder, l'association est moins solidement établie pour les positions diagonales forcées, elle reste pourtant encore assez efficace pour soustraire la position qui est atteinte en réalité à l'empire de la loi de rotation physiologique. D'ailleurs, sous toutes les conditions, quand même l'association, pour l'exemple choisi, serait entièrement conservée, le parallélisme des méridiens serait aboli, puisque les muscles de la première paire, qui président à la rotation autour de l'axe vertical, restent seulement sans influence sur le mouvement rotatoire, tant que leur plan de traction, situé horizontalement dans l'espace, se confond avec le plan visuel, mais en aucune sorte lorsque le mouvement latéral succède à l'élévation ou à l'abaissement du regard. Il faut donc que le défaut d'action de ces muscles comme tel, ait une influence sur les mouvements rotatoires dans les positions intermédiaires.

Je répète cependant, afin de ne pas affaiblir d'une façon immotivée les principes fondamentaux développés plus haut par une trop vaste conception de ces phénomènes, que l'exemption dont il vient d'être question n'a lieu que dans les positions intermédiaires exagérées, tandis que, pour les positions usuelles, bien que leur régulation ne dépende pas moins de l'acte visuel, la combinaison musculaire est devenue si habituelle et si régulière, qu'après le défaut d'action d'une force musculaire les autres forces concurrentes à cette même position fonctionnent dans le mode habituel. Je ne veux pas nier non plus que les écartements des images se rattachant à ces différences que je viens de citer, comme par exemple les différences de hauteur et leur obliquité anormale dans les paralysies de l'abducteur, sont en moyenne assez faibles dans les positions intermédiaires exagérées.

En terminant, je dois encore attirer l'attention sur ce point que, généralement, de très-faibles écartements accessoires des images, comme par exemple, une différence de hauteur d'un demi-pouce à une distance de six pieds, ou un peu plus, qui ne se laisse pas expliquer par la paralysie, ne doit pas nous conduire à une conclusion plus compliquée. Il faut d'abord s'assurer ici si ce ne serait pas, par hasard, une faible inclinaison de la tête qui serait la cause de ce que l'on observe. Ainsi, par exemple, pour que, dans la paralysie des muscles oculaires latéraux, les images d'un objet, promené horizontalement devant l'observateur, se trouvent exactement à la même hauteur, il faut aussi que l'axe de rotation de ces muscles occupe une position parfaitement verticale dans l'espace ; dès qu'il s'écarte le moins du monde de cette position, la partie de la moitié interne ou externe de la rétine qui reçoit maintenant l'image de l'objet fixé dans l'œil dévié, la projettera légèrement en haut ou en bas dans l'espace et il résultera, d'après cela, une différence de hauteur des images doubles. En plaçant la tête dans une meilleure position, on aura immédiatement l'explication; on peut même, pour s'assurer de cette déduction, faire tourner la tête, autour de l'axe sagittal, d'une quantité telle que l'écartement accessoire des images se transforme en un autre égal, mais inverse, et s'assurer alors si la nouvelle position de la tête obtenue est à peu près symétrique à la position primitive. Mais si d'un côté une position inclinée de la tête pendant l'examen peut nous en imposer pour une différence de hauteur des images, il peut aussi se faire que de faibles différences de hauteur véritables reconnaissent pour cause l'apparition de déviations dynamiques en hauteur, que les malades, par suite de l'habitude d'incliner la tête pendant la lecture, ainsi qu'on l'observe notamment dans la myopie un peu forte, ont précisément acquises pour ces directions déterminées du regard. Il ne faut donc point, d'après cela, attacher d'importance à des déviations accessoires subordonnées, quant à leurs degrés, et favorisées aussi, peut-être, par des différences individuelles dans la position des muscles, si, par leur accroissement dans le champ d'action d'un muscle quelconque, elles ne revêtent pas un caractère paralytique. Il ne faut pas y attacher d'importance, même si on ne peut pas les ramener aux phénomènes généraux des mouvements des yeux, tels que nous les avons décrits dans le chapitre précédent.

CHAPITRE VII

DU DIAGNOSTIC DU DEGRÉ DE PARALYSIE, ET DE LA FAÇON DONT SE COMPORTENT LES ANTAGONISTES.

Déjà, au point de vue de la localisation de la cause de la maladie, il est d'une extrême importance de découvrir si une paralysie d'un muscle oculaire est complète ou incomplète. La règle que les paralysies complètes des nerfs crâniens reconnaissent infiniment plus souvent pour cause des lésions périphériques que des affections centrales, n'a obtenu nulle part de preuves plus éclatantes que, précisément, par la connaissance des paralysies des muscles oculo-moteurs. Cette règle, soit dit en passant, acquiert la valeur d'une loi en tant que : 1° il ne s'agit pas de productions notablement étendues dans l'organe central qui, par leurs dimensions, peuvent aussi interrompre les fibres conductrices d'un nerf très-écartées l'une de l'autre ; 2° que les maladies n'atteignent pas des parties cérébrales avoisinant la base du crâne, auquel cas elles agissent en partie sur les points d'emmergence des nerfs, à la façon de causes périphériques, ou bien elles peuvent atteindre, en elles-mêmes, une réunion plus considérable de fibres conductrices ; 3° que l'affection centrale ne se complique point d'une maladie des méninges basilaires ou de troncs nerveux isolés. A ce dernier point de vue, la découverte de la névrite consécutive et de la dégénérescence grise des troncs nerveux isolés a principalement jeté de la lumière sur la question.

Mais il n'y a pas que ces différents points de vue qui nous fassent désirer d'acquérir la connaissance exacte du degré de la paralysie, il y a d'autres nombreux motifs tant pour poser le pronostic sur des bases certaines que pour pouvoir juger les résultats de guérison, etc. C'est ainsi que l'expérience nous apprend que toutes choses égales d'ailleurs, une paralysie complète, même lorsqu'elle n'existe comme telle que depuis quelques semaines, offre un pronostic bien moins favorable qu'une autre incomplète qui remonte à une époque deux ou trois fois plus éloignée.

On doit donc se poser chaque fois la question de savoir si le trouble de mobilité que l'on observe motive l'admission d'un déficit complet de la force musculaire en question. On devra résoudre cette question par l'affirmative lorsque toutes les positions qui font défaut se trouvent comprises dans la sphère d'action du muscle correspondant, et lorsque toutes celles qui subsistent encore peuvent être accomplies par d'autres forces musculaires, que par celle qui est atteinte. Ce dernier point de la réponse fournit l'occasion de différentes observations sur lesquelles nous reviendrons en particulier. Il est de certaines positions de l'œil aussi bien de la ligne visuelle que des méridiens qui nécessitent, il est vrai, le raccourcissement de certains muscles, sans que cependant la contraction active de ces mêmes muscles devienne nécessaire à leur accomplissement. Par exemple, une forte abduction de la cornée accompagnée de positions perpendiculaires du méridien vertical, nécessite en même temps un raccourcissement des deux muscles obliques, ou au moins de leurs faisceaux postérieurs. Mais elle peut certainement être accomplie par la contraction isolée de l'abducteur, sans le secours de l'activité propre des muscles obliques. Une très-légère adduction s'accompagnant de situations verticales du méridien entraîne le raccourcissement du droit interne ; mais elle pourrait être accomplie par une action simultanée des droits supérieur et inférieur dans leur partie nasale. Bien que tout ceci soit possible lorsqu'on se place au point de vue mécanique pur, l'expérience nous apprend que la volonté ne saurait trouver toutes ces combinaisons et que, par exemple, dans une paralysie complète de l'abducteur accompagnée d'intégrité parfaite des obliques, on ne réussit pas d'ordinaire à amener la cornée à une position d'abduction encore mécaniquement possible. Comme on ne peut pas conclure ici à priori, il faut par conséquent, que l'expérience joue le rôle d'institutrice et qu'elle fasse précisément ressortir les « *actions de substitution* » ainsi qu'on les appelle, des faits de paralysies isolées dont le groupe de symptômes est typique. Ainsi qu'on le verra lorsque nous en traiterons en particulier, ces actions sont soumises à d'assez fortes oscillations individuelles ; mais les doutes qui pourraient résulter de ces dernières pour le diagnostic du degré de la paralysie peuvent être écartés en ce que, aux actions substitutives se rattachent de certains modes d'accomplissement et que les rotations accomplies par leur entremise se soustraient en grande partie à la loi des mouvements de Listing. Ainsi par exemple, lorsque la ligne visuelle, de la position primordiale sera portée en bas et en dehors, sous l'action isolée du trochléateur, ce mouvement s'exécutera autour de l'axe de rotation des muscles obliques, lequel diffère essentiellement de celui autour duquel il devait s'exécuter, et qui est précisément perpendiculaire, à la fois, à la position primordiale et à la position secondaire de l'axe visuel. Cet axe n'est employé que quand, d'après la loi des mouvements oculaires, l'abducteur, le droit inférieur et le trochléateur agissent simultanément pour diriger l'axe optique dans le sens ci-dessus.

Si, à l'aide de ce mode d'examen, on a acquis la certitude que la paralysie n'est pas complète, il faudra maintenant déterminer le *degré de cette paralysie incomplète*. On pourrait croire de prime abord que la limite du champ de mobilité vers laquelle la diplopie commence à se faire sentir fournit ici la mesure cherchée, et que, par exemple, une paralysie dans laquelle la diplopie atteint la région centrale de ce champ doit être considérée comme plus marquée qu'une autre dans laquelle la diplopie ne se montre que jusqu'à une distance modérée de la périphérie. Cependant, si nous avons déjà appris à connaître, dans les chapitres précédents, des circonstances qui montrent que cette conclusion est erronée, c'est-à-dire les variations de l'étendue de la fusion indépendantes du degré de la paralysie, nous avons maintenant encore un nouveau facteur à faire entrer en ligne de compte, qui nous force à rejeter cette méthode de mensuration. Celui-ci réside dans les troubles de l'équilibre des antagonistes qui se rattachent aux paralysies des muscles oculaires. Tandis qu'une paralysie musculaire n'implique en elle-même des changements de position que du côté du muscle atteint, nous voyons que ces changements se propagent très-rapidement dans certains cas, dans la partie opposée du champ de mobilité, et qu'ils atteignent même la périphérie du côté opposé. Il va sans dire que ces déviations qui se propagent au delà de la ligne médiane, bien qu'elles soient dirigées dans le même sens, sont pourtant d'un degré bien moindre de ce côté que du côté du muscle lésé. Cet épiphénomène, qui porte le nom de *trouble d'équilibre secondaire*, ou bien *contracture secondaire de l'antagoniste*, n'est pas dans la moindre proportion avec le degré de la paralysie et empêche par conséquent de mesurer celle-ci à l'aide de la limite de la diplopie. On voit, par exemple, des paralysies complètes de l'abducteur congéniales ou qui se sont développées pendant les années d'enfance, persister pendant dix ou vingt ans sans que la déviation s'étende notablement au delà de la ligne médiane; par suite de cela, les malades fixent binoculairement les objets placés devant eux en ne faisant qu'une faible rotation de la tête autour de l'axe vertical vers le côté malade. Par opposition à ceci il peut arriver que, dans une paralysie très-incomplète de l'abducteur, dans laquelle il n'existe qu'un défaut d'abduction d'une ligne, après seulement une semaine, la déviation convergente s'étende notablement au delà de la ligne médiane, de telle sorte que le malade en regardant devant lui ait l'apparence d'un strabique à un haut degré, et qu'on puisse poursuivre presque jusqu'à la périphérie du champ visuel du côté opposé, des images doubles à écartements diminuants.

Il s'agit de rechercher les causes de ces différences, recherches qui, d'ailleurs, se répètent d'une façon tout à fait analogue, dans des paralysies attaquant d'autres organes. Il me semble qu'il y a ici un concours de circonstances multiples. D'abord je tiens à établir que dans les mouvements des yeux se montre aussi une innervation *active* des muscles allongés. Chaque position déterminée représente, suivant qu'elle s'écarte plus ou moins de la position d'équilibre, une différence d'autant plus grande ou d'autant plus petite entre l'innervation active des muscles raccourcis et allongés. La quantité de force dépensée qui se neutralise ici de chaque côté, et dont l'effet devient latent, semble souvent différer chez le même individu, suivant l'effort d'accommodation mis en jeu, mais surtout il semble varier chez différents individus. Il est possible aussi que de cette différence individuelle dépendent certaines particularités, notamment ce qu'on a coutume d'appeler *facilité du regard* (mobilité effectuée à l'aide de neutralisation aussi faible que possible des forces antagonistes). Si une paralysie vient à frapper des individus chez lesquels il y a relativement une grande quantité de force neutralisée dans les deux antagonistes, dont l'action est simultanée, ou, si l'on préfère, chez lesquels une résistance marquée se fait sentir du côté du muscle allongé, le manque pathologique de force musculaire déterminera d'une façon très-appréciable le trouble d'équilibre dont il est question, tandis que dans des circonstances inverses elle peut ne se faire sentir qu'à peine. On comprend sans peine que lorsque cette raison seule est la cause déterminante du trouble des antagonistes, ces troubles tendent à s'égaliser lorsque la paralysie est en voie de rétrocession. Il me semble qu'une seconde raison réside dans les différentes conditions de l'accommodation. Si ces conditions sont de nature à faire souhaiter un accroissement anormal de la convergence des axes optiques, et qu'antérieurement ce souhait n'ait pas été satisfait par suite de l'opposition qu'y mettait la fixation binoculaire, l'apparition de la diplopie fournira une autre direction à la volonté. La convergence anormale augmente maintenant à peine l'anomalie par rapport à la vision binoculaire, et fournit aux efforts d'accommodation le secours désiré. En troisième lieu, on ne peut nier que, dans de certains cas, l'influence de la diplopie, notamment dans le voisinage du terrain de la vue simple, soit singulièrement gênante et provoque une contraction du muscle antagoniste, qui augmente l'écartement des images doubles. Par là, la limite de la diplopie se trouve de plus en plus portée dans la partie opposée du champ visuel. Quatrièmement, on a souvent affaire à des troubles de l'équilibre d'antagonisme préexistant (voy. chap. VI) ; si, par exemple, chez un myope, il existait antérieurement à la paralysie du droit interne, un strabisme dynamique en dehors, l'apparition de la diplopie dans une des moitiés du champ de mobilité fournira une occasion naturelle pour que la divergence préexistante, qui n'était peut-être que difficilement supprimée par des efforts, devienne aussi manifeste dans la partie temporale de ce champ. Cinquièmement enfin, on observe aussi que la même cause qui a déterminé la paralysie d'un muscle, amène également une irritation spasmodique du muscle antagoniste, ainsi qu'on l'observe dans les affections de la base du crâne, dans les processus méningitiques, etc.

Bien que nous nous en tenions à ces indications, cet objet qui intéresse à un si haut point la pathologie générale, mérite une description plus approfondie (1).

(1) Si l'on observe la déviation antagonistique dans une période plus avan-

Ce fait important que le trouble secondaire d'équilibre d'antagonisme est relativement indépendant du degré de la paralysie, se révèle aussi par là que, comme nous l'avons déjà souvent mentionné jusqu'ici, dans une paralysie stationnaire ou même en voie de régression, il s'accroît fréquemment, de telle sorte que lorsque la véritable maladie est guérie, la diplopie continue à s'étendre à travers le champ visuel. De plus, l'on observe encore qu'il survient souvent, pendant le cours de la maladie, des oscillations dans le trouble d'équilibre, tandis que le degré de paralysie reste le même. C'est ainsi que s'explique en partie ce fait relaté par Benedict, que, peu de temps après une séance d'électrisation, la limite de la diplopie se rétrécit sans que le défaut de mobilité montre une diminution égale. Cela s'explique, d'autre part, par une augmentation de l'étendue de la fusion.

Si, d'après tout cela, nous devons renoncer à employer la limite de la diplopie comme moyen de mensuration de la paralysie, il nous reste comme mesure de celle-ci : 1° *La quantité du défaut de mobilité absolue*, en ayant égard à la fois à la façon dont s'accomplissent les mouvements aux environs de la contraction ; 2° *La différence dans l'écartement des images doubles, pour le point initial et le point terminal d'une rotation déterminée, à accomplir du côté du muscle paralysé.* Bien que, d'après le principe, la rotation

cée de la maladie, dans une paralysie dite invétérée, c'est, qu'en fait, il faut admettre des changements de structure des muscles : le manque d'allongements physiologiques qu'éprouve périodiquement chaque muscle pendant les contractions de ses antagonistes, doit déjà exercer une influence sur la circulation et la nutrition qui, dans de certaines circonstances, amène une véritable rétraction.

destinée à la comparaison pourrait être choisie de très-diverses façons, il y a néanmoins des avantages pratiques à la choisir aussi grande que possible et, autant que faire se peut, constante pour tous les cas. C'est pourquoi il convient de prendre pour point initial la position sagittale de l'axe visuel, et encore mieux, pour les muscles latéraux, la position d'élection recommandée pour les usages opératoires, c'est-à-dire la direction de l'axe visuel d'environ 10 à 15 degrés vers le côté du muscle antagoniste. Comme point terminal il faut choisir la périphérie du champ de mobilité commun, du côté du muscle paralysé. Si l'on trouve dans la position initiale l'écartement des images $= a$, et dans la position terminale $= a'$, $a' - a$, donnera la valeur du degré de la paralysie. S'il n'existait pas de contracture secondaire de l'antagoniste, la valeur de a devient $a = 0$; si au contraire cette contracture existait, cette valeur devient positive. Mais si, par contre, dans le sens de l'action du muscle paralysé, il préexistait un trouble de l'équilibre d'antagonisme, il peut arriver que pour un faible degré de paralysie, a soit faiblement négatif sans cependant atteindre une valeur notable pourvu qu'on choisisse exactement la position initiale. Pour ce qui a égard à la mensuration des écartements, et pour la nécessité qu'il y a pour cela de suspendre la tendance à la fusion à l'aide de prismes à réfraction verticale, je ne puis que renvoyer à ce que j'ai dit précédemment.

CHAPITRE VIII

APPENDICE : LA THÉORIE DE L'IDENTITÉ SPÉCIALEMENT PAR RAPPORT A LA DIPOPLIE PARALYTIQUE.

Lorsqu'il y a environ douze ans je publiai mes premiers travaux sur les paralysies des muscles oculaires, je me crus fondé à faire cette conclusion que les phénomènes de diplopie paralytique étaient tout particulièrement propres à appuyer la théorie des points identiques de la rétine, telle qu'elle avait été établie surtout par Johannes Müller. Depuis cette époque, l'acte de la vision binoculaire a de nouveau exercé la sagacité de nombreux auteurs; la théorie en question a été soumise à une critique plus sévère qu'antérieurement, on a mis en jeu des armes pour sa défense et pour son agression, et les ophthalmologistes ont pris à tâche d'y apporter les matériaux propres à amener une conclusion valable. Ainsi Nagel (1), prenant en considération différents phénomènes de la vision binoculaire, qui lui semblent être en opposition avec une théorie d'identité rigoureuse, s'est complétement séparé de cette doctrine, et s'est joint à celle des projections, fondée en réalité par Porterfield (2) et il cherche à démontrer que cette théorie

(1) *Das Sehen mit zwei Augen und die Lehre von den identischen Netzhautstellen.* Leipzig, 1861.

(2) *Treatise on the Eye,* II, p. 309, 1759.

est plus en harmonie avec les observations sur l'œil sain et sur l'œil malade. Alfred Graefe (1) se sent porté à des vues à peu près identiques pour expliquer la signification des faits pathologiques qu'on observe dans les paralysies et le strabisme simple, et croit également devoir conclure contre la théorie de l'identité. Je crois avoir été en grande partie la cause de cette manière de voir de ces deux auteurs, par deux séries d'observations, d'abord le signalement de la projection anormale dans les paralysies des muscles de l'œil (2), et ensuite la description de ce que j'avais proposé de nommer *l'incongruence des rétines* (3). La première, dont il a été également question dans le cours de cet ouvrage (voy. page 9) forme pour Alfred Graefe la pierre fondamentale de l'explication de la diplopie paralytique. La fréquence de l'incongruence apparente des rétines et ses rapports avec les particularités du strabisme, que cet auteur analysa d'une façon plus étendue (4), lui sembla devoir principalement renverser la théorie de l'identité.

(1) *Arch. f. Ophthalm.* XI, 2. *Ueber einige Verhältnisse des Binocularsehens*, etc.

(2) *Ibid.* I, 1, p. 18.

(3) *Ibid.* I, 1, p. 82-120 et I, 2, p. 294-298.

(4) Au commencement de mes études (voy. *Arch. f. Ophthalm.* I, 2, p. 294), je savais déjà, contrairement à l'assertion d'Alfred Graefe (*loc. cit.*, p. 28), qu'on peut démontrer l'existence d'une incongruence apparente, non-seulement après les opérations, mais même avant celles-ci. Je n'avais pas vu non plus, dans de certains phénomènes prononcés d'incongruence (*loc. cit.*, p. 298), une contradiction à la possibilité de chercher à atteindre par la ténotomie une position exacte des yeux, ainsi qu'on me l'a fait dire d'autre part. Enfin, je n'en avais pas non plus considéré l'apparition comme une rare exception ; mais, dans mon deuxième mémoire (*loc. cit.*, p. 294), je l'avais considérée comme un phénomène fréquent dans certains cas de strabisme ancien.

S'il me faut en jetant un regard sur toutes les conquêtes que la science a faites dans ces derniers temps, faire connaître ma conviction à cette occasion, je dois la formuler comme suit : *Je considère la théorie de l'identité, tout en faisant les concessions de rigueur, comme celle qui fournit l'interprétation la plus simple et la plus complète des faits, et à cause de cela je ne vois pas de motifs de lui en substituer une autre moins plausible.*

Les concessions auxquelles je fais allusion, par rapport à la doctrine primitive sont les suivantes : *Primo* : que les points identiques des rétines diffèrent en partie des points correspondants; *secundo* : que l'acte de la fusion ne reste pas enfermé dans la sphère sensorielle, mais qu'il est essentiellement cérébral et par conséquent qu'il s'accompagne d'entrée en jeu directe de l'activité psychique; et enfin *tertio*, que la relation des points identiques n'est pas irrévocablement liée à l'anatomie, mais qu'elle est simplement favorisée par la disposition anatomique, et établie en définitive par l'exercice, pendant le développement de l'œil, et qu'elle est par conséquent acquise pendant la période infantile.

Pour ce qui est de la première concession je rappelle que, dans le sens de la théorie primitive, on considérait comme points identiques ceux qui, la direction par rapport au côté du corps restant la même, et la *fovea centralis* prise pour pôle, appartenaient aux mêmes cercles parallèles et aux mêmes méridiens, et qui, par conséquent, se correspondaient rigoureusement dans la coque rétinienne. Les nouvelles recherches de Meissner, Helmholtz, Volkmann ont pourtant montré que les points identiques, servant à la fusion, présentent généralement des écarts réguliers et assez considérables de semblables points rigoureusement correspondants. Il nous faut avouer en outre, qu'il existe souvent entre les points identiques et les points correspondants des rétines, des différences encore plus grandes que celles qui viennent d'être mentionnées. C'est par là que certains faits pathologiques, comme les différences de réfraction, auxquelles se rattachent de notables différences de forme des deux yeux, n'empêchent pas la vision binoculaire de persister.

Qu'il me soit permis de donner quelques éclaircissements sur le second point. Si comme on l'a admis pendant longtemps, la vision simple binoculaire était le résultat de la réunion des fibres conductrices émanées de points identiques des rétines, l'impression binoculaire confondue arriverait comme telle au cerveau, et s'imposerait au sensorium avec les mêmes droits que l'impression simple qui lui est communiquée lors de l'usage isolé de chaque œil. A mon avis cette manière de voir n'est pas exacte. Le fusionnement lui-même constitue un acte psychique suscité par les deux impressions sensoriales transmises isolément. Ces deux impressions atteignent-elles par des qualités homologues le maximum d'attraction mutuelle, alors la fusion s'opère d'une façon pour ainsi dire inconsciente, c'est-à-dire sans l'intervention d'un acte volontaire dont nous ayons conscience. Mais moins les impressions seront homologues et plus la volonté devra intervenir d'une façon active jusqu'à ce que, à une certaine limite de dissemblance, l'obstacle devienne insurmontable.

Les exigences sont de beaucoup plus rigoureuses

pour le centre de la rétine, mais déjà même pour des images centrales extrêmement petites nous voyons la fusion dominer quelque peu des impressions de nature différente. C'est à cela que chaque malade, dont les deux yeux sont de pouvoir réfringent différent, est redevable de voir sa vision binoculaire rester intacte (1). Nous avons montré autre part (2), que même dans le cas d'aphakie d'un côté, l'énorme différence des images peut même disparaître devant les exigences cérébrales de la fusion ; cela n'a toutefois lieu que pour des images d'une grandeur notable, pour la perception desquelles la vision excentrique joue un rôle considérable (voy. plus bas). De plus le cas de micropie unilatérale comme on le rencontre après les inflammations de la rétine (3), est d'un très-grand intérêt; un prisme à réfraction verticale montre nettement l'une au-dessus de l'autre, les deux images de différentes grandeurs; néanmoins toutes deux semblent, pendant la fusion, être dans le plus parfait accord et se recouvrir de la façon la plus exacte. Ce sont là des exemples pathologiques et il s'agit en partie ici d'acquêts de l'exercice. Mais on sait qu'on peut aussi pro-

(1) Il est généralement admis que les efforts d'accommodation de chaque côté s'associent entre eux d'une manière identique. En s'appuyant sur ceci, il faut conclure que lors de différence du pouvoir réfringent des deux yeux il ne se fait jamais simultanément d'image nette dans les deux yeux. Il existe du reste, plusieurs faits dont je parlerai à l'occasion, qui rendent probable que lorsqu'il existe des différences de réfraction ou lorsqu'on crée artificiellement à l'aide de verres, de mydriatiques ou de myotiques, des différences dans les besoins de l'accommodation, il peut en résulter, jusqu'à une certaine limite, un affranchissement éventuel de la loi d'association accommodative régulière ; de toutes façons les limites de ces écarts semblent être étroitement fixées.

(2) *Archiv f. Ophthalm.* II, 2, p. 177.

(3) *Ibid.* XII, 2, p. 215.

duire dans l'œil à l'état physiologique une série de phénomènes qui argumentent dans le même sens.

Cet empiétement de l'imagination, cette mise en jeu de l'activité psychique pendant l'acte de la fusion, atteint encore une plus grande étendue en tenant à la fois compte du manque d'acuité de la vision excentrique. Lorsque dans une certaine partie excentrique, l'acuité visuelle relative (Se) comporte un certain angle α et que par conséquent deux points distants l'un de l'autre d'une quantité égale à l'angle α ne sont plus perçus isolément, il est clair que toute la région rétinienne dont le diamètre correspond à l'ouverture de l'angle α, doit être regardée, par rapport à la fusion des impressions, comme un simple point, désigné sous le nom de cercle de perception simple. Si l'on multiplie donc ce moment sensorial, l'extension des points identiques en cercles qui s'accroissent rapidement vers la périphérie, par l'étendue de la domination psychique, que nous avons dû admettre, même pour les impressions rétiniennes centrales, on peut expliquer sans contrainte les observations stéréoscopiques semblant, au premier abord, infirmer la théorie. Il faut seulement, quand on veut faire de semblables démonstrations, proscrire les images trop compliquées, parce que dans celles-ci la représentation devient toujours plus puissante, et l'étendue dans laquelle elle régit l'impression sensoriale, devient presque incommensurable. Comme conséquence de ce qui précède, la partie de l'image sur laquelle le regard est fixé, est de la plus haute importance par rapport aux phénomènes de fusion. Si dans une image un peu grande, dont deux exemplaires inexactement concordant sont proposés à la fusion, on vient à fixer un point de la périphérie, on est obligé d'employer pour embrasser le tout à la fois, une vision bien plus excentrique que quand on en fixe le milieu. Aussi des irrégularités relativement plus grandes sont-elles tolérées de la sorte sans porter préjudice à la fusion.

Sans doute les adversaires de la théorie de l'identité vont me faire ici l'objection que, dans le fait d'appeler à l'aide une certaine domination psychique, réside déjà une renonciation au principe. Mais une semblable objection ne me paraît pas fondée sur une manière de voir rationnelle. L'activité sensoriale apporte son matériel spécial au travail psychique ; si l'on arrive à démontrer que ce matériel est livré d'après un mode déterminé et régulier, on formule du même coup une loi de l'activité sensoriale. Que l'âme continue à le travailler, qu'elle modifie, par la représentation, la forme sous laquelle il lui est livré, c'est son affaire, mais cela ne porte point préjudice à la loi sensoriale. On est donc fondé à dire, et ici les rapports de l'étendue de fusion jouent un rôle important, que les images occupant des points identiques des rétines, sont fusionnées avec une excessive facilité et pour ainsi dire instinctivement ; que pour de légers écartements de ces points il faut une évidente intervention de la volonté ; que si l'écartement dépasse une certaine limite le fusionnement devient impossible. De cette façon nous n'avons dans tout ce mode de raisonnement que la preuve de la loi d'identité, comme loi sensoriale. La démonstration du troisième point va nous conduire, comme nous le verrons tout à l'heure, à une série de conclusions identiques.

S'il existait une théorie quelconque, qui ne laissât à

l'intervention psychique qu'un champ d'action plus restreint, on pourrait fonder sur elle la prétention à une meilleure valeur; mais, à mon avis, dans tout autre manière de voir, la limite de l'acte sensorial pur est encore moindre. Il me semble au contraire, que la théorie d'identité a le mérite de représenter l'acte de la fusion de deux impressions, s'attirant par des attributs sensoriaux, d'une façon bien plus vivante que ne le fait cette conclusion pour ainsi dire forcée : que les impressions des deux côtés n'ont qu'une source commune, parce qu'elles se trouvent projetées chacune vers le même point de l'espace, ou, comme l'avait dit jadis Porterfield, parce qu'elles sont vues précisement là ou elles sont situées. Au travail plus actif de la fusion, se rattache aussi d'une façon plus naturelle la mise en jeu d'autres actes psychiques, qui sont pour ainsi dire des irradiations cérébrales.

A cette occasion, nous rappellerons que les représentations qui sont provoquées par la fusion de deux images non parfaitement identiques, peuvent, dans de certaines conditions, prendre une direction tout à fait déterminée. La doctrine des points stéréo-identiques, due à Panum, en donne bien la preuve. Cette doctrine repose sur ce que, par exemple, des images de forme linéaire, qui s'écartent de la position identique d'un angle déterminé, peuvent être à volonté ou fusionnées ou vues séparément. Mais elles ne peuvent être fusionnées qu'à condition qu'à cet acte, se rattache une certaine représentation de différentes dimensions de profondeur, pour les diverses parties de ces lignes, et par suite, que l'image collective apparaisse stéréoscopiquement en relief sur le plan du dessin.

L'opinion qui donne à l'acte de la fusion une nature psychique, trouve enfin un appui évident dans ce fait signalé page 36, que dans les affections cérébrales, l'étendue de la fusion souffre. J'ai observé quelquefois, dans des cas de manie commençante, que le fusionnement avait presque totalement disparu, sans qu'il existât des troubles musculaires quelconques qui eussent pu fournir l'explication de la diplopie existante. Les images étant, en général, très-voisines, ne présentaient que de très-petites différences de hauteur ou de latéralité, et variaient très-souvent, mais le malade ne pouvait, sinon jamais, du moins que très-passagèrement, arriver à une impression unique fusionnée.

Nous passons maintenant au troisième point qui, de la digression que nous venons de faire, nous ramène en même temps à notre sujet, c'est-à-dire à la diplopie paralytique. A la vérité, je suis longtemps resté convaincu que les points identiques de la rétine reconnaissaient pour cause une disposition congénitale, basée sur la structure anatomique. Lorsque les cas isolés d'incongruence apparente des rétines ne s'étaient présentés que comme de rares exceptions (1), je ne voulus pas, à cause d'eux, abandonner cette manière de voir, mais il me sembla plutôt admissible de penser, pour les expliquer, à quelques anomalies anatomiques. Néanmoins, déjà dans mon second mémoire sur ce sujet, qui succéda presque immédiatement au premier (2), il me fallut reconnaître qu'on observait les phénomènes en question chez de nombreux strabiques, et qu'il fallait les considérer parfois comme un trouble *consécutif* du strabisme.

(1) *Archiv f. Ophthalm.*, I, 1, p. 95-120.
(2) *Archiv f. Ophthalm.*, I, 2, p. 294.

Par là j'avançais implicitement que l'identité des rétines pouvait aussi être pervertie par des états anormaux des yeux, et que, par conséquent, elle ne reposait pas sur des bases absolument invariables. Je n'osai pourtant pas alors, pour un objet d'une si haute importance, tirer des faits pathologiques des conclusions très-étendues. Depuis lors, le nombre, alors très-restreint, des physiologistes qui considèrent le principe d'identité comme dépendant de qualités acquises de l'acte visuel, s'est considérablement accru ; du côté de la pathologie, les cas d'incongruence apparente des rétines dans le strabisme se montrèrent en nombre vraiment colossal. Si, d'après les arguments fournis des deux côtés, je n'hésite plus à renoncer à l'idée de la préformation anatomique de points identiques des rétines, je crois pourtant que la comparaison de tous les faits pathologiques et l'analyse de chacun d'eux suivant son mode de développement, sont précisément propres à démontrer que l'identité est une loi qui prend naissance avec le développement des yeux, et que le retour perpétuel des mêmes conditions fonctionnelles établit d'une manière ineffaçable déjà pendant la plus tendre enfance.

Avant de faire suivre ici les motifs de cette conclusion, il me faut repousser cette objection qu'en interprétant de la sorte la question d'après la manière de voir empiriste, on retire à la théorie de l'identité son véritable terrain. Il faut évidemment différencier les lois organiques qui sont nécessairement liées à certaines dispositions anatomiques, de celles qui représentent un produit acquis des fonctions ; il n'en faut pas moins considérer ces dernières comme des lois très-significatives. Dans leur série, il faudra également encore, eu égard à la stabilité, faire des différences, suivant que les acquêts, une fois développés et ayant été exercés un certain temps, existent d'une façon inamovible, ou que le mode de fonctionnement venant à changer pour plus ou moins longtemps, ils sont de nouveau soumis à des oscillations ou à une abolition complète. Qui voudra, par exemple, refuser à la loi des mouvements oculaires associés le nom de *loi*, parce que la volonté peut lui soustraire un certain champ d'action ? Qui mettra en question la relation de l'accommodation et de la convergence des axes optiques comme n'étant pas la conséquence d'une loi, parce qu'on réussit, même dans l'espace de peu de temps et par des exercices appropriés, à modifier les étendues relatives de l'accommodation? En concédant que, d'après la situation actuelle de la question, la loi d'identité soit descendue de la hauteur d'un principe immanent fondé sur l'anatomie même des parties, au rang plus infime d'une loi acquise et établie par l'exercice, il faut, à ce qu'il me semble, la ranger au nombre de celles qui sont le plus solidement forgées, ou même, au nombre des lois organiques qui, ayant une fois été inféodées pendant la période de développement par un usage physiologique des yeux, ne peuvent plus ou presque plus subir de modification sous l'influence de circonstances ou d'habitudes anormales.

Il est d'abord très-frappant que lorsqu'on rencontre dans des cas pathologiques une position des images doubles en désaccord avec le principe d'identité, ou ce qu'on est convenu de nommer l'incongruence, le trouble de la vision binoculaire date presque sans exception de la période d'enfance de la vie, environ des huit premières années, tandis que dans les déviations qui se développent plus tard, même après une longue durée, l'harmonie se trouve conservée. Si, à l'encontre de ceci, on objecte que le strabisme concomitant a en général coutume de se développer dans la période infantile, il faut y concéder, mais il me reste néanmoins quelques centaines d'observations suivies pendant longtemps, d'un développement ultérieur, qui forment la base de l'assertion qui précède. Je rappellerai seulement les deux formes de strabisme des myopes, qui, prenant leur point de départ dans une prépondérance dynamique des muscles droits internes ou droits externes, s'affirment assez souvent comme strabisme réel dans une période plus avancée de la vie. Ces cas aussi, d'après les conclusions de *Nagel* et d'*Alfred Graefe*, devraient conduire à un rapport anormal opposé à l'identité, car on ne trouve pas ici la moindre des choses qui puisse donner lieu à une connaissance erronée de la position de l'œil, et motiver par là une projection pervertie. Aussi, lorsque nous cherchons ici la localisation des impressions par l'usage isolé de chaque œil, nous ne trouvons pas d'observation analogue à celle qu'on rencontre dans les paralysies. Et pourtant, la position des images doubles répond d'une façon si régulière aux excentricités des rétines, que nous basons sur ce fait tous les problèmes de la thérapeutique. Si donc l'objet se trouve localisé à sa véritable place dans l'espace, par chacun des deux yeux en particulier, tandis que la déviation diplopique correspondante à l'excentricité de l'une des images sur la rétine se montre aussitôt que la coopération des deux rétines en fournit les motifs, cela donne sans doute une preuve en faveur de l'influence dominante du principe d'identité.

Il me semble que la façon contradictoire dont ce strabisme, développé dans les périodes plus reculées de la vie, se comporte relativement aux cas datant de la période de l'enfance et notamment à ceux de strabisme alternant, eût déjà dû, en général, fixer davantage l'attention des adversaires absolus de la théorie d'identité. Mais de plus, ainsi que je le pense encore aujourd'hui, en concordance avec l'opinion par moi émise autrefois, le principe d'identité se révèle triomphalement dans les phénomènes de la diplopie paralytique. Aussi, je me permets de faire ressortir, à cet égard, les points principaux suivants :

1° L'écartement des images doubles que l'on observe dans des paralysies récentes, est chaque fois dans l'harmonie la plus rigoureuse avec l'excentricité de l'une des images rétiniennes, tandis qu'il n'est pas le moins du monde en concordance avec l'anomalie de projection qui atteint l'œil paralysé. Cette dernière existe bien toujours, mais elle varie dans des degrés de paralysie égaux ou dans des déviations égales. Cette dissemblance dépend, à mon avis, en partie de différences dans la résistance de l'antagoniste, et en partie de ce que la conscience de la position de l'œil, si elle est fausse, n'est pas cependant toujours pervertie par là, au point que la position paralytique déviée soit perçue comme la position saine fixante. Que ce dernier fait se produise, cela dépend des qualités plus précises de la paralysie et peut-être du siége de sa cause ; mais il faudrait qu'il fût toujours parfaitement constant pour expliquer à la manière de la théorie des projections la diplopie telle que nous la trouvons.

2° Que dans une paralysie complète ou à peu de chose près complète, on vienne à porter l'objet fixé de plus en plus du côté de la diplopie, par exemple du côté de la tempe dans la paralysie de l'abducteur, l'écartement des images doubles s'accroît dans tout le parcours conformément à l'excentricité de l'image, tandis que l'anomalie de projection, lorsque le mouvement s'approche de sa limite, s'accroît dans un rapport bien plus lent.

3° Le défaut de concordance entre la diplopie et l'anomalie de projection unilatérale est encore plus frappant, lorsqu'à un degré modéré ou même faible de paralysie vient s'ajouter un trouble de l'équilibre d'antagonisme. L'anomalie de projection de l'œil paralysé est alors souvent très-faible, tandis que l'écartement des images, conformément à la plus grande déviation et exactement d'après le principe d'identité, devient très-notable.

4° On voit presque toujours, lorsque la paralysie persiste, l'anomalie de projection diminuer et disparaître même complétement dans de certaines circonstances, sans que, pour cela, l'excentricité de l'image rétinienne restant la même, cela ait la moindre influence sur l'écartement des images doubles. Je ne puis admettre ici l'objection que la disparition de l'anomalie de projection ne soit précisément qu'un effet de l'exercice ; car en partant de la théorie de la projection, toute circonstance à l'aide de laquelle la connaissance erronée de la position de l'œil se trouve corrigée, que ce soit l'exercice ou une autre cause, devrait également exercer son influence sur la position respective des images doubles. S'il n'en est pas ainsi, cela donne la preuve d'une influence plus impérieuse qui, à son tour, découle du principe de l'identité. On peut hâter la production de ces circonstances, dans un cas de paralysie isolée d'un muscle, en apprenant aux malades, par exclusion de l'œil sain, à fixer habituellement avec l'œil malade : ils deviennent, en général, assez vite maîtres, pendant ces exercices, du sentiment de vertige, apprennent à avoir plus exactement conscience de la position de leur œil paralysé ou à avoir une meilleure projection, sans que pour cela la moindre différence se fasse sentir dans la distance des images doubles, relativement à l'excentricité rétinienne.

5° Lorsque des paralysies guérissent, sur des adultes, en laissant après elles du strabisme, l'anomalie de projection disparaît complétement, mais le même état des images doubles, qui répond aux excentricités rétiniennes, persiste exactement, même après une durée de plusieurs années.

Si donc, des faits cités, il résulte que, lors d'anomalie de projection insuffisante, ou même lors d'absence complète de celle-ci, il existe néanmoins une vision double correspondante à l'excentricité rétinienne, il est :

6° Une circonstance importante qui fournit la preuve que, lors d'existence d'une anomalie de projection, la vision simple se montre malgré cela aussitôt que les images tombent sur des points identiques des rétines. Nous avons montré plus haut (voy. p. 38 et 39) que, dans une certaine étendue du champ d'action du muscle paralysé, aussi loin qu'atteint la portion positive de l'étendue de fusion, la vision simple est obtenue, tandis que cependant des déviations dynamiques peuvent être déjà démontrées. Dans cette étendue ainsi qu'on pourrait le conclure à priori, on peut démontrer par l'examen isolé de chaque œil en particulier, une projection anormale du côté de l'œil atteint par la paralysie. Pourtant, aussi longtemps qu'on peut réussir, en faisant faire effort au muscle affaibli, à entretenir la fixation binoculaire, la vision simple persiste sans interruption. Nous voyons donc ici d'une façon très-frappante la question tranchée par le principe de l'identité, contrairement à ce que nous étions en droit d'attendre de la direction de la projection.

Il me serait facile, aux preuves que je viens de fournir, d'en ajouter d'autres de non moindre puissance tirées notamment des paralysies doubles ; mais je ne voudrais pas inutilement accumuler les arguments au delà de la mesure qui me semble fournie par les considérations produites publiquement contre l'explication de ces phénomènes à l'aide du *principe de l'identité.*

Dans les conditions physiologiques de la vision, les conclusions tirées, d'une part, de la direction de la projection et de l'identité d'autre part, s'accordent généralement ensemble, et l'on comprend de la sorte qu'on ait cherché à en démontrer la production tantôt d'une source, tantôt de l'autre. Mais lorsqu'un dilemme se trouve posé par les circonstances pathologiques, et qu'il faut le résoudre dans un sens ou dans l'autre, on voit à mon avis que la résolution en est toujours fournie par la *loi de l'identité.* Il en résulte donc que cette dernière a implanté des racines plus profondes pour l'appréciation de l'impression binoculaire, que la loi chancelante de la projection, placée sous la dépendance de tant de circonstances diverses.

Je ne nie d'ailleurs pas que chez des sujets adultes, le principe de l'identité ne puisse être rompu par un fonctionnement perverti des yeux pendant une longue série d'années, bien que d'après mes nombreuses observations négatives, ce cas doive être extrêmement rare. Toutefois des faits de ce genre ne modifieraient pas la manière de voir que je viens de présenter, vu que les résultats de la projection, ainsi que je crois l'avoir démontré, peuvent cesser très-rapidement dès que se montrent des conditions pathologiques. Il suffit, je pense, pour produire une semblable cessation, non-seulement de conditions pathologiques, mais en général seulement de circonstances inhabituelles, au nombre desquelles je compte, entre autres, la faculté de surmonter des prismes par des efforts extraordinaires d'abduction ou d'adduction. Il m'est impossible de partager l'explication qu'Alfred Græfe a donné des phénomènes de cet ordre. En fait, il n'est pas exact (1) que lorsqu'à l'aide d'un prisme on force un œil à loucher en dedans pour le service de la fixation binoculaire, l'objet se trouve alors reporté à l'intersection des deux lignes visuelles. Conformément à la théorie de la projection, on serait cependant en droit de s'y attendre, en présupposant que la position de l'œil dévié soit appréciée à sa juste valeur. Mais personne, lorsqu'il regardera la lune à travers un fort prisme adducteur, ne la croira déplacée à six ou huit pouces au-devant de sa propre figure ; et où se trouverait-elle placée quand on exécuterait l'abduction volontaire qui est possible à un certain degré restreint ? Comment les choses se comporteraient-elles enfin lors d'un strabisme volontaire en bas, quelque léger qu'il soit, et qui peut de même être porté par l'exercice jusqu'à une valeur de plusieurs degrés, puisqu'ici les axes visuels ne sont pas même situés dans le même plan ?

Ce sont justement des conditions de ce genre sur l'œil

(1) *Loc. cit.*, p. 14.

à l'état physiologique, qui s'accompagnant d'un dilemme entre les résultats de la théorie des projections et la loi d'identité, tranchent, de même que la diplopie paralytique, la question en faveur de la seconde. Pendant la convergence des axes optiques, nous continuons à localiser la lune dans le ciel, parce que nous avons d'avance la persuasion qu'elle est située là, et parce que la fusion binoculaire des images perçues sur des points identiques des rétines nous aide à faire triompher cette conviction des exigences de la projection (voy. p. 76). Lors de divergence volontaire par l'emploi de prismes abducteurs, une barrière se trouve immédiatement mise à la projection anormale de la lune du côté de la tempe, lorsque par l'action combinée de points identiques des rétines, la nécessité d'un point d'origine unique la défend, et aussitôt les deux images latérales viennent se réunir dans l'image de fusion projetée dans la direction médiane. Les choses se passent absolument de même lors de strabisme inférieur volontaire. Il est donc évident que l'illusion d'optique, comme la nomme Alfred Græfe, qui se produit lors de l'emploi de prismes, devient une grandeur absolument inconstante, aussitôt que l'influence de l'action combinée des rétines se fait sentir.

La correction de la diplopie paralytique par les prismes résulte strictement du principe de l'identité. Peu importe que la projection de l'œil atteint soit erronée à un plus grand ou à un moindre degré; peu importe que sous le prisme, par suite de l'étendue du pouvoir de fusion, l'œil accomplisse une rotation supplémentaire; toujours la vue simple arrive, lorsque l'image, par l'effet du prisme, se trouve de nouveau ramenée sur des points identiques. De la sorte, nous avons devant nous neutralisation directe de deux quantités parfaitement connues, l'excentricité de l'image et la déviation due au prisme, tandis que d'après Alfred Græfe, il nous eût fallu composer le phénomène de deux autres facteurs, l'anomalie de projection de l'œil paralysé et l'illusion d'optique produite par le prisme dont je viens de signaler la nature inconstante dans son degré et dépendante dans son origine.

Insister davantage sur ce sujet serait dépasser le but que je me suis proposé. Un mot seulement encore sur les phénomènes de la soi-disant incongruence. Alfred Græfe a montré, d'une façon méritoire, le quasi-fusionnement qui peut s'établir dans ces états, entre des points non identiques des rétines. Ainsi que je l'ai démontré, ma manière de voir à cet égard tend à ceci, que cette coopération contraire à la physiologie ne se développe que sous l'influence longtemps prolongée de certains états pathologiques, et qu'elle ne se produit même peut-être plus en général, une fois la période de développement terminée, tandis que la suppression du principe de l'identité lui donnerait carrière à toute époque. Quant à la nature des images collectives anormales, que l'on rencontre dans l'incongruence, je me permettrai, dans une autre occasion, de donner quelques détails à leur égard. J'y montrerai d'une façon encore bien plus évidente qu'à l'aide de la simple dissemblance d'énergie de perception des divers points qui agissent de concert, la différence qualitative de ces images et de celles qui prennent leur source dans des points identiques des rétines. L'acte tout entier de cette fusion disparate conserve, si je puis m'exprimer ainsi, un caractère rudimentaire. Il ne suscite pas comme le fusionnement physiologique des actes psychiques, et ne réfléchit pas sa puissance sur les positions des yeux, pour produire ce que nous avons nommé l'étendue de fusion. Une fois qu'on s'est écarté du principe de l'identité, la chose devient et reste *une mésalliance*.

Somme toute, des phénomènes pathologiques, résultent pour moi les conséquences suivantes :

1° L'identité constitue une loi sensoriale profondément enracinée;

2° Celle-ci se développe pendant la période de l'enfance d'une façon immuable ou qui, du moins, ne peut que difficilement subir des changements de par des anomalies de longues années de durée ;

3° Dans tous les faits pathologiques qui se sont récemment développés sur des yeux antérieurement sains, tous les phénomènes, de même que dans les yeux sains, se laissent expliquer de la façon la plus simple et la plus naturelle par la théorie de l'identité;

4° Là, où le principe d'identité dans de semblables conditions semble entrer en conflit avec le phénomène à attendre d'après la théorie de la projection, c'est toujours lui qui emporte la balance, et reste par conséquent dominant, aussi bien que dans des circonstances artificielles appropriées sur des yeux sains, comme par exemple lors de l'emploi de prismes ;

5° Dans bien des états morbides, qui se développent dans la période d'enfance, notamment le strabisme alternant, le principe de l'identité est troublé il est vrai, et il peut se faire alors que l'œil dévié, poussé par des nécessités immanentes à l'acte visuel, fasse intervenir sa propre projection contre le principe de l'identité pendant l'acte visuel commun (1). Arrive-t-il pendant ce temps que des images n'appartenant pas à des points identiques des rétines soient reportées à un seul et unique point de départ dans l'espace, il est facile de démontrer, à l'aide de caractères nombreux, ce que cette association, contraire à la physiologie, a de disparate.

(1) Comparez aussi Donders, in *Archiv f. Ophthalm.*, IX, 1, p. 111.

PARTIE SPÉCIALE

Avant de passer à l'énumération des symptômes des paralysies des muscles oculaires en particulier, qu'il nous soit permis de rappeler les principales lois physiologiques des mouvements des yeux.

I. — *Les mouvements des yeux ne doivent pas être considérés comme des déplacements dans l'espace, mais comme des rotations autour d'un centre rotatoire immobile.*

Si le globe oculaire était une sphère dont le point de rotation coïncidât avec le centre, il en résulterait que la position du globe, pendant ses mouvements dans l'espace, resterait absolument la même. Mais la forme du globe diffère de celle d'une sphère et par la différence de courbure, entre la cornée et la sclérotique, et par la courbure de la sclérotique elle-même. De plus, même si nous nous figurons l'œil comme fermé par une cornée d'une courbure parfaisant celle de la sclérotique, le point de rotation ne coïncide même pas avec le centre approximatif. Au contraire, ainsi qu'il ressort des résultats de Donders et Doijer, le centre de rotation se trouverait dans ce cas en moyenne à 12 millimètres en arrière du sommet de cette cornée idéale, et à 10 millimètres seulement en avant de la surface postérieure de la sclérotique (1). Enfin on n'a pas encore démontré avec certitude si le centre rotatoire, pour des rotations d'une grande étendue vers les limites de l'étendue de la mobilité, est parfaitement constant, ou s'il ne prend pas une position encore plus excentrique. Malgré tout cela, comme le déplacement du globe dans l'espace est assez restreint, on peut admettre en pratique qu'il ne s'agit en fait dans les mouvements oculaires que d'un échange de position dans l'espace entre les différents points de la périphérie du globe entre eux.

II. — *Les rotations sont exécutées par six muscles s'insérant à la surface de l'œil, et dont les résultantes représentent autant de forces directrices linéaires. On trouve l'axe de rotation pour chacune de ces forces directrices en particulier, en élevant une perpendiculaire au centre de rotation sur le plan passant par cette force directrice et le point de rotation (plan de traction).*

On ne peut certes rien objecter à ce principe mécanique considéré comme tel. Néanmoins, lorsqu'on réduit l'action d'un muscle à un axe de rotation déterminé, il reste toujours la question de savoir si le muscle est toujours mis en action en totalité par une innervation uniforme, ou si

(1) En termes exacts, Donders et Doijer ont démontré que, dans dix-neuf yeux emmétropes, le point de rotation se trouvait en moyenne à 10,957 millimètres derrière la base de la cornée (c'est-à-dire en arrière du plan passant par le bord de la cornée), et par conséquent à 13,557 millimètres en arrière du sommet de la cornée, tandis qu'il se trouve presque exactement à 10 millimètres en avant de la surface postérieure de la sclérotique.

les efforts ne peuvent pas se concentrer sur des faisceaux isolés, et par conséquent si l'innervation ne peut pas être partielle. Abstraction faite de toutes les analogies dans d'autres points du système musculaire, il nous faut déjà résoudre cette question dans le dernier sens, pour nous expliquer certains phénomènes de la pathologie même des muscles oculaires. Or, si des faisceaux isolés d'un muscle peuvent être innervés isolément, comme par exemple la partie nasale du droit supérieur ou du droit inférieur, il faudra calculer naturellement pour leur effet une résultante différente de la résultante générale du muscle et, par conséquent, un axe de rotation différent.

III. — *Pendant les mouvements de l'œil dans l'espace, les axes de rotation des six muscles oculaires restent à peu près invariables.*

Puisque la position des axes de rotation résulte exclusivement de la direction de la force, et que celle-ci elle-même est déterminée par l'origine et l'insertion du muscle, il faudrait forcément, lorsque, pendant les mouvements, l'insertion acquiert une position différente par rapport à l'origine du muscle, il faudrait, dis-je, que l'axe de rotation se déplaçât aussi. Mais de la position locale particulière des insertions des muscles par rapport à leurs origines, il résulte que, malgré leurs changements de position dans l'espace, le changement de direction des muscles est pourtant peu sensible pendant les rotations. D'autre part, ce même résultat est facilité par cela que les insertions musculaires sont extrêmement larges et que, suivant la position

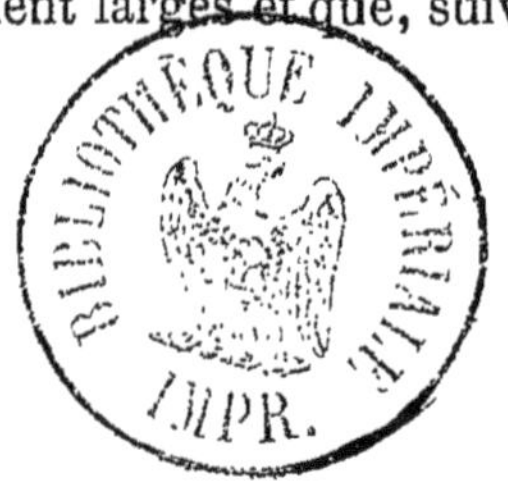

de l'œil, tantôt l'une, tantôt l'autre portion du muscle acquiert une action prépondérante. C'est ainsi que lors d'une forte adduction de la cornée, nous devons considérer la portion temporale du droit supérieur et du droit inférieur comme la plus active, tandis que pendant la forte abduction, l'action prépondérante est en faveur de leur portion nasale, puisque d'après la position du muscle ces portions se tendent le plus dans les conditions sus-énoncées, et que par conséquent elles ont la plus forte action lors du raccourcissement du muscle. Enfin, en dehors de cet acte mécanique, la faculté, décrite à l'article II, qu'ont des parties isolées d'un muscle d'être innervées isolément, aident encore l'axe de rotation à atteindre sa position dans l'espace.

IV. — *Les six muscles oculaires peuvent être considérés comme trois paires d'antagonistes, de telle sorte qu'ils possèdent deux à deux un plan de traction commun et par conséquent un axe de rotation commun, autour duquel l'un des muscles détermine une rotation positive et l'autre une rotation négative.*

A l'aide de ce principe, les mouvements oculaires se trouvent ramenés aux plus simples conditions de rotation. Bien qu'il existe quelques faits anatomiques qui sont en contradiction avec une stricte application de ce principe, on peut néanmoins le prendre comme base de toutes les considérerions sur les mouvements oculaires. Ce principe n'est en défaut que lorsqu'a lieu l'innervation isolée de certaines portions musculaires que nous avons admise comme possible aux articles II et III. A ceci se rattache aussi une discordance entre les axes de rotation des deux antagonistes correspondants, puisqu'alors les résultantes des deux forces musculaires ne sont plus situées dans un plan de traction commun (voy. p. 113).

V. — *S'il est possible de donner au globe oculaire une position quelconque à l'aide des trois paires de muscles, on remarque qu'abstraction faite des bornes qui sont indiquées par les limites de l'étendue de la mobilité, il n'y a qu'une portion restreinte des positions possibles qui se trouve réalisée. En effet, en tant que chaque position de l'œil est donnée par la direction de la ligne visuelle par rapport à la tête, et par le mouvement rotatoire simultané, représenté par l'inclinaison de certains méridiens fixes de l'œil sur le plan visuel, on a démontré qu'à une direction déterminée de la ligne visuelle se rattache chaque fois une certaine phase du mouvement rotatoire (loi de Donders).*

Par là le nombre des positions de l'œil se trouve naturellement sensiblement restreint, et à la possibilité mécanique indéterminée se trouve substituée en réalité une restriction physiologique. Il faut considérer la loi de Donders au point de vue des mouvements oculaires normaux et, en particulier, lorsque les lignes visuelles sont parallèles, comme parfaitement exacte. Mais, en revanche, pour des convergences plus fortes des axes optiques, les mouvements de rotation correspondants subissent de certaines variations, ainsi que cela a été démontré récemment par Volkmann. Par l'étude des phénomènes pathologiques, ainsi que par des expériences sur mon propre œil (voy. *Arch. f. Ophthalm.*, III, 1,

p. 256), j'avais appris que l'exercice volontaire peut modifier le mouvement rotatoire correspondant à la direction corrélative de la ligne visuelle, de telle sorte que nous pouvons gagner, jusqu'à une certaine limite, un peu de terrain sur la loi de Donders. Dans ces derniers temps, Helmholtz (*Optique physiologique*, trad. Javal, Paris 1867, p. 617 à 620) a prouvé ce fait d'une façon plus démonstrative (1). Cette puissance de la volonté ne renverse naturellement pas le principe, pas plus que la faculté de loucher volontairement en haut ou en bas, que l'on peut acquérir par l'exercice à l'aide de prismes, ne détruit la loi d'association égale des forces qui déterminent l'élévation ou l'abaissement du plan visuel.

VI. — *Parmi toutes les positions que peut occuper le globe oculaire, on peut en trouver une qui, prise pour point de départ, permet aux lignes visuelles d'être directement élevées ou abaissées et d'exécuter des mouvements latéraux dans le plan horizontal sans qu'il se produise de mouvements rotatoires, c'est-à-dire sans que l'inclinaison des méridiens de la rétine sur le plan visuel subisse de changements. C'est elle que nous regardons comme la position primordiale ou comme la position de départ des mouvements oculaires. Cette position ne s'écarte pas sensiblement de la direction sagittale des lignes visuelles.*

Au point de vue pratique, on peut bien admettre cette dernière coïncidence, et conséquemment on peut considérer comme appartenant à la position primordiale la direction

(1) Au point de pouvoir faire varier le mouvement rotatoire de 7 degrés, c'est-à-dire 3 degrés et demi sur chaque œil à la fois.

des lignes visuelles que motive le regard vers un point situé à l'horizon dans le plan médian de la tête, lorsque celle-ci est tenue droite. Mais, en revanche, pour un examen plus approfondi, il faut bien remarquer que la position primordiale ne varie pas seulement pour différents individus, mais qu'elle se modifie même un peu pour un même sujet. (Voy. Helmholtz, *Optiq. phys.*, page 609.) C'est à cette position qui, au point de vue strict, doit être déterminée pour chaque cas en particulier, que se rapportent aussi les termes « méridien horizontal » et « méridien vertical », dont le premier désigne la section méridienne du globe tombant, dans cette position, dans le plan visuel, et dont le second désigne celle qui est perpendiculaire à ce plan.

VII. — *En considérant la position primordiale comme connue, on détermine le mouvement de rotation pour une direction quelconque de la ligne visuelle, par cela que l'on considère cette dernière position comme procédant de la position primordiale par une rotation autour d'un axe qui est à la fois perpendiculaire à la ligne visuelle, dans les deux positions primordiale et secondaire. (Loi de Listing)* (1).

(1) C'est là aussi l'expression plus générale pour les qualités de la position primordiale décrite à l'article VI. Puisqu'à l'effet de la loi de Listing, se rattache en même temps le manque de mouvement rotatoire, lors d'une simple élévation et d'un simple mouvement latéral de la ligne visuelle, il faut aussi que, dans le premier cas, ce soit strictement l'axe transversal qui soit utilisé, et, dans le second, strictement le vertical. Si nous n'avons pas fait dépendre le principe énoncé dans l'article VI de celui contenu dans l'article VII, c'est que nous avions égard à la détermination pratique de la position primordiale, par exemple par des images rétiniennes secondaires. Si nous avions voulu faire abstraction de cela, nous aurions fondu ensemble

C'est d'après cette loi que, prenant la position primordiale comme base, on peut déterminer d'une façon rigoureusement exacte la position, dans l'espace, de toutes les parties du globe oculaire, pour chaque direction de la ligne visuelle. Ainsi qu'il ressort déjà de la loi de Donders, il importe peu que la position secondaire dont il s'agit résulte en réalité directement de la position primordiale par l'effet d'une rotation autour de l'axe fictif, ou qu'elle ait été effectuée par une autre voie, autour d'axes de rotation variables. D'après cela, lors de l'analyse des mouvements oculaires, on peut donc faire résulter chaque position quelle qu'elle soit d'une succession indéterminée de rotations, ayant pour point de départ la position primordiale. Pourvu que pour chaque rotation en particulier, on raisonne conformément aux lois des mouvements, la position à laquelle on atteindra en dernier lieu remplira les conditions exigées par la loi.

Puisque tous les axes de rotation qui sont utilisés pour les rotations en partant de la position primordiale, se trouvent être perpendiculaires à la ligne visuelle, dans la position primordiale, ils se trouvent donc tous compris dans le plan perpendiculaire à cette direction de la ligne visuelle, et l'on désigne ce plan comme celui des axes communs de rotation, quant à la position primordiale. Mais d'après la loi de Listing, on peut trouver de même pour chaque posi-

l'article VI et l'article VII, et l'aurions formulé de la manière suivante : Il existe une position, la position primordiale, qui peut être regardée comme le point de départ des mouvements d'après la loi de Listing; il en résulte que pour la simple élévation ou pour le simple mouvement latéral de la ligne visuelle, procédant de cette position, il ne se produit pas de mouvement rotatoire.

tion secondaire un plan dans lequel tous les axes de rotation des mouvements qui ont cette position secondaire pour point de départ se trouvent compris. Ce plan divise en deux parties égales l'angle formé par le plan des axes de rotation de la position primordiale et un plan perpendiculaire à la direction de la ligne visuelle, dans la position secondaire en question. S'agit-il du passage d'une position secondaire à une autre déterminée, l'axe de rotation en sera situé à l'intersection des deux plans qui contiennent les axes de rotation des deux positions (Voyez Helmholtz, *Optiq. physiologiq.*, trad. de E. Javal, page 608.)

VIII. — *L'axe de rotation de la première paire de muscles antagonistes, c'est-à-dire celui du droit interne et du droit externe, est perpendiculaire au méridien horizontal. Les deux axes de rotation de la seconde et de la troisième paire de muscles sont situés dans le plan du méridien horizontal lui-même. L'axe de rotation de la deuxième paire, droit supérieur et droit inférieur, est dirigé d'avant en arrière et de dedans en dehors, de telle sorte qu'il forme avec l'axe sagittal un angle de près de* 70 *degrés* (67 *degrés d'après Ruete*). *L'axe de rotation de la troisième paire, oblique supérieur et inférieur, à son tour, est dirigé d'avant en arrière et de dehors en dedans, de sorte qu'il forme avec l'axe sagittal un angle de* 35 *degrés.*

Des différences anatomiques individuelles assez notables que l'on rencontre dans la direction des muscles oculaires ne permettent de déterminer qu'approximativement les axes de rotation dont nous venons de parler. Pour la troisième paire de muscles en particulier, la proéminence très-variable et pouvant même changer pendant la vie, du globe hors de l'orbite, produit des différences assez considérables. Arrive-t-il, après une maladie épuisante quelconque ou lors de marasme, que par suite de la disparition du tissu adipeux de l'orbite, le globe vienne à s'enfoncer dans celui-ci, il en résultera que le plan de traction des obliques formera un angle moindre avec la ligne visuelle dans la position primordiale, tandis qu'au contraire leur axe de rotation en formera un plus grand et respectivement. Aussi les résultats recueillis après la mort s'écartent dans ce sens de l'état normal, dans la plupart des différents genres de mort. Au contraire, lorsque le tissu adipeux est très-développé, comme dans les yeux saillants et surtout dans la maladie de Basedow, l'axe de rotation des obliques se rapproche de la direction de l'axe visuel.

Si cependant nous acceptons les données que nous avons citées plus haut comme exactes en moyenne, le droit externe et le droit interne, si l'on prend la position primordiale comme point de départ, porteront la ligne visuelle dans l'abduction ou l'adduction sans influer sur l'inclinaison du méridien vertical, c'est-à-dire sans produire de mouvement rotatoire. Ceci répond aux qualités de la position primordiale décrite à l'article VI et, d'après cela, ces muscles, agissant isolément, peuvent être considérés comme des forces motrices équivalentes pour la direction latérale de la ligne visuelle.

L'axe de rotation du droit supérieur et du droit inférieur, formant avec l'axe transversal de l'œil un angle de 20 degrés seulement, fournit à la vérité une projection plus étendue sur celui-ci mais en même temps une autre projection plus courte sur l'axe visuel. D'après cela, lors de l'action isolée de ces muscles, il se produira des mouvements rotatoires qui, du côté gauche, seront, lors de l'action du droit supérieur, positifs, c'est-à-dire représentés par l'inclinaison du méridien vertical vers la droite, et seront, au contraire, négatifs lors de l'action du droit inférieur. Naturellement l'inverse aura lieu du côté droit. Nécessairement il se combinera avec ces mouvements rotatoires une adduction corrélative de la ligne visuelle. D'après cela, on voit que les muscles de la deuxième paire ne pourront pas produire l'élévation ou l'abaissement simple de la ligne visuelle, mais qu'en même temps ils produiront une certaine adduction. Pour atteindre le premier résultat, il leur faudra se combiner avec d'autres forces. L'action simultanée du droit externe pourrait à la vérité contre-balancer l'adduction de la ligne visuelle dont nous venons de parler, mais il serait impossible alors de faire concorder cette sorte de correction avec les qualités de la position primordiale décrite à l'article VI, pas plus qu'avec la loi de Listing. On se rappelle, en effet, que l'élévation ou l'abaissement simple ne doivent pas être suivis de mouvements rotatoires, tandis que dans la combinaison que nous venons de supposer, il resterait toujours un certain mouvement rotatoire exécuté par les muscles de la deuxième paire. En fait, l'adduction ne se trouve contre-balancée de la sorte que dans certaines conditions pathologiques. D'après les lois de rotation physiologiques, les seuls muscles capables de réunir leur action à celle des muscles de la seconde paire, afin de produire l'élévation ou l'abaissement direct, sont ceux de la troisième paire. L'axe de rotation transversal servant à l'élévation ne met en effet en usage que deux composantes prises dans les axes de la deuxième et de la troisième paire et dont il est la diagonale parallélogrammatique; mais il n'emprunte aucune composante à l'axe vertical qui lui est perpendiculaire. Par l'action combinée de l'oblique inférieur et du droit supérieur et respectivement de l'oblique supérieur et du droit inférieur, l'adduction consécutive à l'action des muscles de la seconde paire, ainsi que le mouvement rotatoire, se trouvent neutralisés. Il résulte du reste de la loi de rotation physiologique, qu'en général, pour aucune position de la ligne visuelle, les muscles de la seconde paire n'agissent isolément. Car la direction du regard en haut et en dedans, et respectivement en bas et en dedans, qui pourrait résulter d'une semblable action isolée, s'accompagnerait pour l'œil gauche, dans le premier cas, d'un mouvement rotatoire positif, et d'un mouvement rotatoire négatif dans le second, et *vice versa* pour l'œil droit, tandis que d'après la loi de Listing c'est dans le sens inverse que se produisent en réalité les mouvements rotatoires dans ces positions.

On peut faire les mêmes raisonnements pour les muscles de la troisième paire. Leur axe de rotation donne une projection un peu plus longue sur l'axe antéro-postérieur répondant à un angle de 35 degrés et une projection un peu plus courte sur l'axe transversal, répondant à un angle de 55 degrés. L'oblique supérieur en faisant exécuter un mouvement rotatoire positif, abaissera l'axe visuel s'il s'agit de l'œil gauche; pour ce même œil, l'oblique inférieur fera exécuter un mouvement rotatoire négatif, et élèvera l'axe visuel. Conformément à ce mouvement rotatoire qui est plus étendu ici comparativement que pour les muscles de la seconde paire, il se produira en même temps une abduction marquée de la ligne visuelle. L'oblique supérieur dirigera la ligne visuelle en bas et en dehors, et l'oblique inférieur la dirigera en haut et en dehors. Nous savons déjà qu'en ce qui concerne l'axe transversal, c'est-à-dire pour l'élévation ou l'abaissement simple de l'axe visuel, ces deux muscles combinent leur action avec celle des muscles de la deuxième paire. On peut démontrer aussi qu'il n'est point de position pour laquelle les muscles de la troisième paire aient une activité isolée; car pour les positions intermédiaires en dehors et en haut, et en dehors et en bas, qui se rattacheraient à cette action isolée, la loi de Listing nous enseigne que les mouvements rotatoires qui s'effectuent en réalité et qui sont pour l'œil gauche, l'un positif dans le premier cas, l'autre négatif dans le second, sont précisément inverses de ceux qui répondraient à l'action des muscles de la troisième paire, et seraient l'un négatif dans le premier cas, l'autre positif dans le second.

Si nous nous demandons maintenant quelles sont les forces musculaires à l'aide desquelles, conformément à la loi physiologique des mouvements, les différentes directions de l'axe visuel sont produites, la réponse déjà en grande partie contenue dans les différentes démonstrations précédentes, devra être exprimée comme suit :

a. La direction latérale pure de l'axe visuel autour de l'axe vertical, est accomplie par l'action des muscles de la première paire.

b. L'élévation et l'abaissement simple de la ligne visuelle autour de l'axe transversal sont exécutés par l'action combinée d'un muscle droit et d'un muscle oblique ; l'élévatio suit la combinaison du droit supérieur et de l'oblique inférieur, l'abaissement est produit par l'association du droit inférieur et de l'oblique supérieur. Ce sont les muscles de la deuxième paire qui ont ici l'action prépondérante, car leur axe de rotation forme avec l'axe transversal qui doit servir à ce mouvement un angle de 20 degrés seulement, tandis que l'axe des muscles obliques en forme un de 55 degrés.

c. Les rotations dans les positions intermédiaires de la ligne visuelle en haut et en dehors, en haut et en dedans, en bas et en dehors, en bas et en dedans, sont produites par l'action combinée d'un muscle de chacune des trois paires, puisque les axes de rotation nécessaires pour obtenir ces positions tirent leur composante des axes de rotation des trois paires de muscles en particulier :

α. La direction en haut et en dehors est exécutée par l'action combinée du droit externe, du droit supérieur, et de l'oblique inférieur;

β. La direction en haut et en dedans est effectuée par l'association du droit interne, du droit supérieur et de l'oblique inférieur;

γ. La direction en bas et en dehors résulte de l'action mutuelle du droit externe, du droit inférieur et de l'oblique supérieur.

δ. La direction en bas et en dedans obéit à l'action simultanée du droit interne, du droit inférieur et de l'oblique supérieur.

Les axes autour desquels s'exécutent les rotations pour

passer de la position primordiale à ces positions intermédiaires, se trouveront situés tout d'abord dans le plan des axes de rotation quant à la position primordiale, c'est-à-dire dans le plan perpendiculaire à la ligne visuelle dans la position primordiale, autrement dit encore, dans le plan frontal du globe. Mais il faut remarquer, en outre que ces axes de rotation occupent, dans ce plan, une direction oblique entre la transversale et la verticale et qui, suivant le degré de direction latérale ou d'élévation qui est réclamé, produit sur l'axe vertical ou sur le transversal une projection plus considérable.

De même la coopération de chaque muscle en particulier, pour obtenir ce résultat, dépend du genre de la position elle-même. Plus la direction latérale sera réclamée et plus les forces motrices de la première paire de muscles agissant sur l'axe perpendiculaire auront une action prépondérante. Plus il faudra d'élévation ou d'abaissement de la ligne visuelle et plus l'action des muscles de la deuxième paire et respectivement de la troisième sera mise en jeu. La distribution entre ces deux forces dépendra des rapports de la direction latérale à l'élévation. La position primordiale étant prise pour point de départ, le droit supérieur et le droit inférieur aident bien plus à l'élévation ou à l'abaissement de l'axe optique, que les muscles obliques ; car l'axe transversal de l'œil autour duquel doit s'exécuter la rotation est bien plus rapproché de l'axe de rotation de la deuxième paire de muscles que de celui de la troisième, et tire par conséquent ses principales composantes de celle-là. Mais lorsqu'au contraire, la ligne visuelle est dirigée d'environ 17 degrés en dedans, elle coupe l'angle compris entre les axes de rotation des deuxième et troisième paires de muscles en deux parties égales, de 52 degrés chacune. De même l'axe transversal de l'œil regardé comme fixe dans le globe coupera l'angle en question en deux parties égales de 38 degrés chacune. Dans cette position, la part d'action qui revient à la deuxième paire de muscles et celle qui revient à la troisième pour exécuter l'élévation ou l'abaissement seront égales. Si la ligne visuelle vient à être dirigée encore plus en dedans, l'axe transversal du globe se rapprochera maintenant davantage de l'axe de rotation des muscles obliques, et la prépondérance d'action dans l'élévation de la ligne visuelle sera en faveur des muscles de la troisième paire. Inversement, lorsque la cornée se trouvera dirigée plus en dehors, en partant de la position primordiale, la prépondérance de la deuxième paire de muscles pour l'élévation et l'abaissement s'accroîtra de plus en plus et atteindra son maximum lorsque la direction de la ligne visuelle s'écartera d'environ 20 degrés en dehors de la position primordiale et se trouvera par conséquent perpendiculaire à l'axe de rotation de la deuxième paire.

CHAPITRE PREMIER

PARALYSIE DU MUSCLE DROIT EXTERNE.

CARACTÈRES PRINCIPAUX : Restriction de la mobilité latérale du côté de la tempe ; images doubles homonymes, placées sur la même ligne horizontale, et dont l'écartement s'accroît du côté de la tempe.

PARALYSIE COMPLÈTE DE L'ABDUCTEUR DU CÔTÉ GAUCHE (1).

L'œil droit étant fermé, si l'on vient à examiner *la mobilité absolue* dans le plan horizontal, la ligne visuelle gauche ne peut être amenée de sa position d'adduction extrême qu'à la direction sagittale ; tandis que chaque direction latérale vers la gauche s'opérant d'une manière conforme à la règle autour de l'axe vertical, est impossible.

Si le muscle droit externe fait tourner le globe autour d'un axe vertical et que, par conséquent, il détermine, conformément à la loi de Listing, la direction latérale de la ligne visuelle du côté de la tempe (voy. page 101), il pourrait toujours se faire que lors de l'exclusion de ce muscle, la direction latérale fût effectuée par une activité supplémentaire d'autres muscles. Nous avons en réalité encore deux muscles, dont l'action consiste en partie dans l'abduction de l'axe optique, c'est-à-dire les deux obliques ; il semblerait donc plausible que, puisque l'un de ces muscles porte l'axe visuel

(1) Nous supposons, dans les pages suivantes, toujours la paralysie *du côté gauche*, afin d'éviter d'avoir à employer des termes relatifs au côté du corps et les confusions qui pourraient en résulter. La transposition des symptômes, lorsqu'une paralysie se produira du côté droit, ne peut du reste présenter de difficultés.

en haut et en dehors, et que l'autre le porte en bas et en dehors, une action combinée de ces deux muscles pût le porter dans la direction horizontale de la résultante. Mais une semblable supposition ne se comporte d'abord pas strictement avec la relation d'antagonisme des deux obliques. Lorsque deux muscles, qui ont leur action autour du même axe de rotation dans un sens positif et respectivement négatif se combinent, il doit en résulter dans le cas où le degré de force est égal, une immobilité absolue, car alors la résultante se trouvant située dans le plan de traction, doit tomber sur le centre des rotations. Si, au contraire, l'un des deux muscles a une action prépondérante, il en résultera une rotation dans le sens de celui-ci, mais toujours autour de l'axe de rotation commun. Conformément à ce principe, lors de l'action combinée des deux obliques, et suivant la distribution des forces, il ne se produira seulement qu'une immobilité ou bien une rotation positive ou négative autour de leur axe. Le pôle antérieur de cet axe de rotation, dans la position primordiale, est situé à 2 millimètres environ en dehors du bord externe de la cornée, et lors d'une quelconque des rotations s'effectuant autour de cet axe, chacun des points de la surface du globe décrira une révolution circulaire autour dudit pôle. Ceci est, naturellement, également vrai pour le centre de la cornée, tandis que l'abduction de la ligne visuelle dans le plan horizontal déterminerait un rapprochement croissant du centre de la cornée vers ce pôle. Les deux muscles ne viennent-ils pas à entrer simultanément, mais au contraire alternativement en action, il en résultera des rotations positives et négatives successives, pendant lesquelles l'axe visuel décrira, autour de l'axe de rotation, une surface de révolution conique, dont le sommet se trouvera au centre de rotation. Si le centre de la cornée vient à être dirigé en haut et en dehors par l'oblique inférieur et que celui-ci vienne à être remplacé ensuite par le trochléateur, il lui faudra revenir par la même voie, suivant laquelle il se sera élevé, et d'après cela il ne pourra revenir dans le plan visuel horizontal que dans la direction sagittale et non dans l'abduction.

Malgré tout cela, on remarque qu'un certain degré d'abduction peut encore se produire dans le plan horizontal lors d'une inaction complète de l'abducteur. Mais ce degré d'abduction est extrêmement variable, quelquefois complétement nul, et jamais, d'après mon estimation, il ne dépasse un angle de 15 degrés. Dans cette assertion, il s'agit d'abord de savoir quelles sont les raisons qui font accepter une paralysie complète de l'abducteur lorsque une semblable abduction continue à se manifester; car ce qu'on observe alors serait explicable de la façon la plus simple par un certain reste d'activité du muscle paralysé. Il s'agit en outre, lorsque nous nous sommes décidé à admettre une action supplémentaire d'autres muscles, de savoir comment faire concorder celle-ci avec les principes mécaniques que nous venons d'énoncer.

En ce qui concerne la première question, je crois que nous ne devons par rapporter ce reste d'abduction dans certains cas au droit externe, parce que le mouvement n'a pas lieu autour de l'axe vertical appartenant à ce muscle, et que, par là, il ne se produit pas non plus conformément à la loi de rotation. Nous voyons dans cette *substitution d'action*, comme nous l'appellerons pour abréger, que le milieu de la cornée se trouve porté par des mouvements rotatoires qui se succèdent, dans le sens positif et dans le sens négatif, en zigzag, en dehors et en bas, et en dehors et en haut. Pendant ces mouvements, le plan visuel horizontal ne se trouve pas traversé exactement dans la direction sagittale, mais après chaque succession, il est atteint par le centre de la cornée dans une abduction un peu plus prononcée. Les mouvements rotatoires qui se produisent alors peuvent très-bien être constatés dans l'iris et dans les vaisseaux conjonctivaux. Le phénomène, dans son entier, rappelle jusqu'à un certain point le nystagmus dû aux muscles obliques. Si donc on ne peut jamais observer véritablement alors un progrès de l'abduction sans mouvements rotatoires simultanés et sans élévation ou abaissement de la ligne visuelle, il n'y a pas non plus de raison pour supposer un reste d'action combinée de l'abducteur. C'est par là que se distingue essentiellement la substitution d'action des muscles obliques, de l'abduction, restreinte à la vérité, mais régulière et dépourvue de mouvements rotatoires, qui se produit dans la paralysie incomplète de l'abducteur.

Quant à la seconde question de savoir comment cet effet des obliques peut être mis en concordance avec les principes mécaniques de l'antagonisme, on doit y répondre, d'après mon jugement, en admettant que l'innervation doit être isolée, ou mieux, concentrée sur les portions postérieures des muscles, d'où il résulte que les plans de traction des deux muscles, et conséquemment leurs axes de rotation ne se confondent plus. (Voy. plus haut, Lois II, III et IV). Supposons que la partie postérieure du trochléateur agisse isolément, il en résultera que le plan de traction de ce muscle ne sera plus rigoureusement vertical, mais qu'il s'inclinera légèrement en arrière. En faisant la même supposition pour l'oblique inférieur, son plan de traction devra s'incliner quelque peu en avant. D'où les axes de rotation perpendiculaires aux plans de traction (Loi II) ne coïncideront plus et tous deux s'écarteront en sens opposé hors du méridien horizontal, et conséquemment donneront aussi une projection sur l'axe vertical. Par là s'expliquerait même une direction latérale conforme à la loi de rotation normale, puisque de cette façon les muscles auraient une action opposée, autour de l'axe transversal et de l'axe antéro-postérieur, et qu'au contraire leur action s'ajouterait autour de l'axe vertical. Mais l'emploi ainsi proportionné et simultané de ces deux muscles n'est pas à la disposition de la volonté, et l'on n'observe, ainsi que nous l'avons déjà dit, qu'une abduction procédant de l'activité alternative des deux muscles. Aussi la variabilité dans la production de ces substitutions d'action semble être en rapport avec ce fait, que la volonté détermine l'effort isolé et par conséquent prépondérant de certains faisceaux musculaires, d'une manière tantôt plus, tantôt moins complète. En somme, dans la paralysie complète de l'abducteur, l'abduction dans la voie horizontale est, ou bien totalement disparue, ou bien réduite à un rudiment effectué par l'action substitutive des obliques.

Les choses se comportent à peu près de même pour les positions intermédiaires en haut et en dehors, et en bas et en dehors. Comme pour l'exécution de ces mouvements, l'abducteur entre aussi en jeu (voy. p. 108), ils manqueront totalement ou bien ils se produiront d'une façon contraire à la physiologie et en contradiction avec la loi de Listing. Le premier effet se produit lorsqu'une forte inclinaison latérale devient nécessaire. Pour l'atteindre, la contribution d'un axe de rotation vertical devient trop nécessaire pour qu'elle puisse être suppléée d'une façon satisfaisante par une combinaison quelconque des muscles de la deuxième et de la troisième paires, ou même par une action exclusive de ces derniers, cas dans lequel le maximum relatif de l'abduction se trouve atteint. Si, au contraire, ce sont de faibles mouvements de latéralité, accompagnés d'élévation ou d'abaissement minime de la ligne visuelle qui sont exigés, la direction correspondante du regard peut être atteinte par lesdits muscles, mais chaque fois avec une action prépondérante des obliques. On observe alors les mouvements rotatoires qui appartiennent à ces derniers muscles et qui sont précisément inverses de ceux qui se produisent ordinairement dans ces directions du regard. Lors d'une notable élévation ou d'un notable abaissement du regard, une faible abduction n'est même plus atteinte, parce qu'alors une coopération énergique des muscles de la deuxième paire devient nécessaire, action qui neutralise l'abduction. Lors de l'usage simultané de l'œil sain, les positions forcées dont il vient d'être question sont encore moins possibles à atteindre, vu qu'elles ne peuvent pas s'associer avec celles qui se produisent physiologiquement dans l'autre œil et qu'elles ne s'exécutent que par une concentration spéciale de la volonté détachée des lois d'association.

Il faut remarquer de plus que, lors de l'usage exclusif de l'œil malade, aussitôt que l'objet fixé dans un mouvement de droite à gauche, se rapproche de la région centrale du champ de mobilité, il se trouve projeté vers la gauche d'une façon erronée. Cette projection anormale qui a été décrite précédemment (voy. p. 10) est absolument indépendante d'une fixation centrale ou excentrique, de même qu'elle ne dépend nullement de la production ou non d'une rotation réelle s'effectuant dans le domaine de l'abducteur ; il ne s'agit simplement que d'une disproportion entre les efforts et la position réelle de l'œil. Si de plus l'objet finit par être porté à gauche, cette projection anormale devient de plus en plus prononcée, mais elle n'augmente pas jusqu'aux limites du champ visuel dans les mêmes proportions que les rotations exigées, ou, ce qui revient au même dans les proportions de l'excentricité croissante de l'image rétinienne.

C'est précisément à cette anomalie de projection que se rattache un sentiment de vertige qui s'empare du malade lorsqu'il ferme l'œil droit et qu'on le sollicite d'exécuter des mouvements rapides réclamant une orientation alerte. De même que lorsque le malade cherche à toucher du doigt l'objet fixé, on le voit atteindre au côté gauche de celui-ci, de même on le voit trébucher à la gauche du point qu'il cherche à atteindre, lors de la marche rapide, et on le voit chanceler lorsqu'il lui faut s'arrêter très-près du but. Il évite cet inconvénient en tournant la tête vers la gauche autour de l'axe vertical, parce qu'alors il évite pour la portion du champ visuel directement située en face de lui et qui, dans ces mouvements, est principalement en vue, il évite, disons-nous, tout effort de l'abducteur et empêche par cela même toute projection anormale.

La manière dont les deux yeux se comportent à l'égard l'un de l'autre ressort du manque de mobilité latérale vers la gauche. Le malade, lorsqu'il tournera les deux yeux vers la droite, se présentera comme s'il jouissait de l'intégrité du regard ; mais, s'il vient à diriger le regard petit à petit devant lui, il arrivera que, déjà avant que la ligne visuelle du côté droit ait atteint la direction médiane, l'œil gauche commencera à se dévier en dedans, parce que c'est vers cette limite que, dans les conditions physiologiques, l'activité de l'abducteur, si même ce n'est pas elle qui détermine la position, fournit déjà au muscle interne un moment de résistance notable. Cette déviation convergente s'accroîtra de plus en plus au fur et à mesure que l'objet fixé se déplacera vers la gauche. Le malade, lorsqu'il dirigera modérément le regard vers la gauche, semblera déjà loucher d'une façon très-sensible ; et enfin, lorsque le regard sera fortement porté vers la gauche, la difformité s'exprimera encore davantage. Vient-on à faire fixer avec l'œil gauche un objet tenu droit devant le malade, l'œil droit étant à demi couvert, il se produit une déviation secondaire convergente (voy. *Part. gén.*, chap. II) de beaucoup supérieure, qui peut parfois être conservée volontairement, lorsque l'on découvre l'œil droit, ce qui donne alors au malade l'expression d'un individu qui loucherait très-fort, même s'il s'agit d'une position dans laquelle cette expression ne se remarquait pas dans la position première. Il en est de même lorsque le malade, à cause d'une meilleure acuité visuelle, se sert de l'œil gauche pour fixer. Si l'objet vient encore à être plus porté vers la gauche, et si l'œil droit est en même temps exclu de la fixation, on voit persister cette même prépondérance de la déviation secondaire. Car, si même pour ces positions de l'objet, l'œil gauche ne peut arriver à se mettre en direction, les efforts n'en sont pas moins distribués vers le muscle paralysé et par conséquent vers son muscle associé du côté droit, de la même façon que si les positions pouvaient être atteintes en réalité. Ce n'est que lorsque l'objet est porté dans une direction extrême vers la gauche, que la prépondérance de la déviation secondaire commence à rétrograder, parce qu'alors les résistances à l'adduction du côté droit s'approchent de leur maximum et restreignent par là les actions excessives.

La direction de la diplopie se trouve en parfaite harmonie avec ces anomalies de mouvements. Lorsque le regard est dirigé latéralement vers la droite, et que l'acte binoculaire persiste, la diplopie manque naturellement. C'est dans le voisinage de la ligne médiane et même, ainsi que nous l'avons indiqué pour les déviations, un peu à la droite de celle-là, qu'elle apparaît, et elle s'accroît progressivement vers la gauche ; comme la limite de la diplopie dans le champ visuel est à peu de chose près verticale, le malade tourne involontairement la tête autour de l'axe vertical vers la gauche. Dans cette position, la moitié droite du champ visuel conservée à la vue simple se trouve alors exactement devant lui, et devient de la sorte utilisable dans les meilleures conditions.

Les qualités particulières de la diplopie résultent également de l'anomalie de position. Comme l'abducteur tourne rigoureusement le globe autour de son axe vertical, il en résulte que lorsque son action vient à manquer, et que l'objet fixé parcourt la voie horizontale, il ne peut se produire ni élévation ni abaissement de la ligne visuelle, pas plus qu'il ne se produira de mouvements rotatoires ; dès le moment donc, où se produira la déviation paralytique et tant qu'elle s'accroîtra, l'image rétinienne restera dans le méridien horizontal. Plus cette image se peindra loin de la *fovea*, plus elle atteindra un écart considérable de l'image centrale de l'autre œil ; naturellement du côté de la tempe, elle produira une diplopie homonyme puisqu'elle tombe sur la partie interne de la rétine. Les images doubles d'une ligne horizontale située à la hauteur des yeux tomberont exactement dans une même direction ;

les images doubles d'une ligne verticale seront parallèles et leurs extrémités resteront à une même hauteur. Il est bien entendu que le malade n'inclinera pas la tête de côté sans quoi le méridien horizontal de la rétine donnerait une projection oblique dans l'espace.

Si l'on déplace l'objet de la ligne horizontale, on voit la vue simple conservée pour toutes les positions qui se trouvent à droite de la ligne verticale qui divise le champ de mobilité en deux moitiés, et ne sont pas trop rapprochées de celle-ci, tandis qu'à gauche de cette ligne se montre la diplopie. Comme nous le verrons encore mieux dans les paralysies incomplètes, avec l'élévation de l'objet, la limite de la diplopie se porte un peu plus vers la gauche, c'est-à-dire qu'elle se rapproche plus étroitement de la sécante médiane verticale, tandis qu'elle s'écarte au contraire un peu de celle-ci par en bas. Dans les positions intermédiaires en haut en dehors, en bas en dehors, se produisent de plus quelques petites différences de hauteur des images doubles homonymes, qui reconnaissent pour cause la diminution des mouvements rotatoires correspondants à ces positions ; on observe à la fois des obliquités particulières des images qui, en tant qu'elles se rapportent à des objets horizontaux, reconnaissent également pour cause la diminution des mouvements rotatoires, mais qui, en tant qu'elles se rapportent à des objets verticaux, dépendent de l'obliquité des projections que donne, sur une surface verticale, le méridien perpendiculaire au plan visuel dans ces positions.

Pour nous faire bien comprendre, il nous faut entrer ici dans quelques détails. A la position intermédiaire en haut, à gauche, se rattache, dans des conditions physiologiques, un mouvement rotatoire positif. Comme pour la production de ce mouvement rotatoire l'abducteur est essentiellement actif, une rotation négative autour de l'axe vertical, après qu'il s'est produit une élévation donnant un mouvement rotatoire positif, on comprendra, dès l'abord, qu'avec le manque d'action de l'abducteur, le mouvement rotatoire correspondant fasse également défaut ou reste au-dessous de la limite à atteindre. Comme donc, le méridien se trouve dévié dans un sens négatif de la position correspondante, il doit se rattacher à cela une inclinaison apparente inverse de l'image double, qui doit, par conséquent, s'incliner à droite.

Mais si au lieu de cela, et notamment dans les cas où les malades donnent les indications les plus précises, l'expérience démontre une inclinaison de l'image vers la gauche, il faut que le raisonnement que nous venons de faire soit sinon faux, du moins pas absolu. Avec plus de détails, la relation est la suivante : regarde-t-on, la tête étant tenue droite, vers un mur vertical parallèle au plan du visage, et par conséquent aussi à la ligne fondamentale, il est certain que le méridien oculaire vertical par rapport au plan visuel, sera, dans des conditions physiologiques, incliné à droite, pour la position intermédiaire en haut et à gauche. Toutefois, une ligne verticale passant sur le mur par le point fixé, fera son image dans un méridien encore plus incliné à droite que ne l'est le méridien vertical de l'œil. Ce fait repose sur cela, que la projection du méridien vertical au plan visuel ne se montre pas seulement inclinée à gauche, sur le mur, dans cette position, mais qu'au contraire elle se montre toujours inclinée d'un plus grand angle que ne le comporte le mouvement rotatoire. Par suite de cela, le méridien oculaire vertical, réellement incliné à droite dans la position physiologique, donne une projection légèrement inclinée à gauche sur le mur. Si donc, dans la paralysie de l'abducteur, le mouvement rotatoire positif et en même temps l'inclinaison latérale négative, ont fait défaut, et que nous admettions que l'œil soit mis en position, comme s'il s'agissait d'une simple élévation, son méridien vertical se projettera sur le mur suivant une ligne verticale. D'après le principe d'identité, l'image de cette ligne se trouvera placée dans le même point que la projection du méridien vertical oculaire du côté droit, laquelle, comme nous le savons pour la position intermédiaire en question, est, malgré le mouvement rotatoire vers la droite, inclinée à gauche. La ligne verticale donc, qui passe par le point de fixation de l'œil gauche, paraîtra inclinée à gauche, par rapport à la ligne verticale qui passe par le point visuel de l'œil droit. Il en sera naturellement de même de la ligne verticale vue excentriquement, vers laquelle tend la position intermédiaire, parce que son lieu apparent se confond avec celui qu'occupe une ligne parallèle à la projection du méridien vertical du côté droit, par conséquent de même inclinée à gauche, et qui est également excentrique pour l'œil droit.

On doit expliquer exactement de même ce fait, que dans la position intermédiaire en bas et à gauche, le malade accuse une obliquité de l'image double vers la droite, et par conséquent, une légère convergence des images doubles par leurs parties supérieures. Bien que le mouvement rotatoire négatif, qui correspond à cette position, fasse défaut, l'image double acquiert néanmoins une inclinaison apparente, comme si le mouvement rotatoire en question avait augmenté, parce que cette image coïncide alors avec une projection du méridien vertical inclinée vers la droite, et respectivement avec des parallèles de cette projection vue excentriquement.

La justesse de ces explications peut être démontrée, en choisissant pour la surface de projection une autre position, dans laquelle la projection du méridien perpendiculaire au plan visuel est peu ou point inclinée par rapport à cette surface. Les conséquences qui se rattachent à ce fait pour les images doubles n'ont pas besoin d'être exposées.

Pour des lignes horizontales, la surface de projection étant verticale, les images doubles se comportent absolument de la façon que l'on doit attendre de l'absence de mouvement rotatoire. Ainsi, par exemple, pour la position intermédiaire en haut à gauche, l'image double d'une ligne horizontale est inclinée à droite, c'est-à-dire que son extrémité gauche est plus élevée et son extrémité droite plus baissée. Comme le méridien horizontal eût précisément dû subir un mouvement rotatoire dans ce sens et que celui-ci a fait défaut, il se trouve incliné à gauche par rapport au méridien correspondant de l'autre œil, et l'image double qui lui appartient subit une rotation apparente en sens inverse et par conséquent dirigée vers la droite. Le fait que ces images doubles représentent l'expression directe du mouvement rotatoire qui fait défaut, tandis que, pour les images verticales, les choses semblent se passer d'une façon inverse, a, en principe, les mêmes causes que les *images rétiniennes persistantes ou accidentelles*. (Voy. Helmholtz, *Opt. phy.*, p. 603.) Les lignes horizontales représentent sur la surface verticale la projection du méridien rétinien tombant dans le plan visuel, tant que la tête est maintenue dans sa position primaire droite, la ligne fondamentale étant parallèle à la surface de projection, tandis que les lignes verticales ne représentent plus en aucune façon la projection du méridien perpendiculaire au plan visuel.

A l'inclinaison de l'image double horizontale dans les positions intermédiaires, se rattachent naturellement aussi les petites différences de hauteur d'images circonscrites dont nous avons parlé plus haut. Comme dans l'œil droit sain, le méridien horizontal pour la position intermédiaire à gauche en haut se trouve, du fait du mouvement rotatoire, incliné à droite, tandis que dans le gauche paralysé, ceci n'a pas lieu d'égale façon, les différents points visuels situés dans un même niveau horizontal se peindront du côté gauche dans la portion nasale du méridien horizontal ou tout près de lui ; de cette façon, ils seront projetés en un même lieu que ceux tombant dans la portion temporale du méridien horizontal du côté droit, laquelle se trouve, par suite du mouvement rotatoire, au-dessous du plan visuel ; l'œil gauche donnera donc sa projection un peu plus haut que l'œil droit. Pour la position intermédiaire à gauche en bas, on fera le même raisonnement, mais en intervertissant les termes.

On doit remarquer toutefois que ces obliquités et ces différences de hauteur ne sont pas indiquées d'une façon constante. D'une part les malades trouvent difficile d'exprimer avec justesse de petites différences de ce genre lorsque l'écartement latéral des images est considérable. Il faut admettre, d'autre part, que dans ces positions, qui ne sont pas usuelles, l'association musculaire est en général moins nette, de telle sorte que nous ne pouvons pas établir strictement ainsi qu'il devrait en être en principe, la position paralytique de l'œil, en nous aidant de l'axe de rotation que fournissent, pour produire cette position intermédiaire, les muscles de la deuxième et de la troisième paire qui y coopèrent, en les supposant doués de leur force respective. Si déjà, dans des conditions physiologiques, il faut, pour ces positions, une régularisation sans cesse répétée du côté de l'acte visuel, de telle sorte que, comme nous le disions plus haut (page 59), des déviations dynamiques deviennent ici la règle, cela se montre particulièrement et d'une façon croissante dans les paralysies, lorsque la vision simple binoculaire est longtemps suspendue, et il peut se faire qu'en fait les petites obliquités et les différences de hauteur qu'on avait calculées fassent défaut.

Pour ce qui concerne *la manière dont se comporte la diplopie* pour un objet mis dans la ligne médiane, le plan visuel étant horizontal, naturellement les images doubles homonymes de cet objet se rapprocheront de plus en plus l'une de l'autre à mesure qu'on le rapprochera et finiront par se confondre complétement lorsqu'arrivera un certain degré d'adduction binoculaire. C'est là le point où la limite de la diplopie qui, pour des distances plus considérables, s'écarte vers la droite de la ligne médiane, coupe cette dernière. En dedans de ce point cette ligne tombe encore un peu plus à gauche de la ligne médiane, mais néanmoins avec un écartement latéral extrêmement restreint, puisqu'elle n'arrive nulle part à atteindre la direction sagittale de la ligne visuelle gauche. Lorsque le plan visuel est élevé, le point de section de la limite de la diplopie avec la ligne médiane, se trouve un peu plus éloigné et, au contraire, lorsque le plan visuel s'abaisse, il est un peu plus rapproché que lorsque ce plan est horizontal.

Pour faire rapprocher les images doubles l'une de l'autre, on se sert, en général, de prismes à sommet dirigé en dedans, prismes adducteurs, dont la puissance doit croître proportionnellement à l'écartement des images. Un prisme déterminé ne peut suffire que pour une position déterminée, ou pour mieux dire ne peut servir que jusqu'à une certaine position, puisque pour de plus faibles nécessités le surcroît volontaire d'action du droit interne sain amène facilement l'égalisation. Que, par exemple, pour un objet éloigné situé dans la ligne médiane, l'œil gauche ne soit dévié en dedans que de 1 millimètre, un prisme adducteur de 12 degrés donnera un excès de correction de la déviation, lequel sera facilement compensé par une rotation adductrice volontaire. Le prisme aura par lui-même une action correctrice, lorsqu'on fera subir à l'objet un mouvement vers la tempe d'une telle étendue que la déviation de l'œil gauche égale à peu près 2^{mm},5. Passé cette direction, un prisme plus fort deviendra nécessaire.

Dans les positions intermédiaires, les petites obliquités et différences de hauteur dont il a été question plus haut pourraient encore s'opposer à la correction à l'aide de prismes à réfraction latérale. Néanmoins, dans les écartements latéraux modérés auxquels se rapportent notamment les examens à l'aide de prismes, ces anomalies sont en général très-faibles, et se trouvent égalées par un excès de volonté aussi bien en ce qui touche l'angle de hauteur que le mouvement rotatoire.

PARALYSIE INCOMPLÈTE DE L'ABDUCTEUR DU COTÉ GAUCHE.

La mobilité latérale vers la gauche n'est pas complétement abolie. On voit, lorsque celle-ci est exigée, que le milieu de la cornée glisse progressivement du côté de la tempe dans le sens horizontal et sans mouvement rotatoire apparent, circonstance qui, inversement de ce qui a été dit à la page 113 sur les actions de substitution des muscles obliques, doit faire conclure à un reste de rotation autour de l'axe vertical. Pourtant la limite de mobilité est plus ou moins restreinte ; si la paralysie est développée à un degré assez prononcé, il se montre lors de la plus grande abduction possible une telle distance entre le bord externe de la cornée et la commissure temporale des paupières qu'il n'est pas besoin d'une comparaison avec l'œil sain pour reconnaître que ce fait est dû à un état pathologique. Si, au contraire, le degré de la paralysie est restreint, de sorte que lors de la plus grande abduction le bord externe de la cornée ne reste distant de la commissure externe que de 1 à 2 millimètres, il est nécessaire de comparer d'abord soigneusement avec celui de l'œil droit cet état de la mobilité absolue, et de faire entrer soigneusement en ligne de compte toute différence quelle qu'elle soit dans la configuration des fentes palpébrales.

Outre le défaut de mobilité absolue, il n'est pas rare d'observer dans le voisinage de la limite de l'abduction une intercurrence, contraire à la physiologie, d'autres actions musculaires se rapportant notamment aux obliques. Il est rare que dans ce cas une abduction plus considérable que celle qui se rattache à l'effort maximum du muscle paralysé vienne à se produire, mais le désir de fixer conduit pour ainsi dire les malades à essayer si l'image excentrique ne pourrait pas être ramenée à une position plus voisine de la *tache jaune*. Mais comme cela est précisément impossible, ces rotations sont bientôt abandonnées, de telle sorte qu'on les observe principalement au premier moment, alors que l'œil cherche à atteindre la position d'abduction désirée.

En dehors de ces rotations intercurrentes, on observe encore un mouvement de va-et-vient de l'œil dans le sens horizontal, ou si l'on veut, une sorte de tremblement autou de son axe vertical. C'est ce même tremblement qui se montre, en général, lors d'efforts musculaires très-considérables, lorsqu'ils doivent être longtemps soutenus et qu'ils donnent par suite lieu à de la fatigue musculaire. L'extrême limite de contraction ne peut pas être atteinte d'une façon durable, mais seulement momentanément, et il faut toujours que par des relâchements momentanés intercurrents, la force soit rassemblée à nouveau. Comme ce fait se produit d'une façon analogue pour des muscles oculaires normaux, lorsqu'ils sont obligés de fournir leur extrême somme de travail, on voit que la nature pathologique de ce fait ne réside sensiblement qu'en ce que ce phénomène se présente vers une limite trop faible de contraction et qu'il se montre immédiatement et non plus après une application soutenue ; c'est pourquoi il faut, pour l'estimation, faire une exacte comparaison avec l'autre œil, qui du reste ne doit pas non plus être négligée pour l'estimation des contractions intercurrentes des obliques, car c'est surtout lorsque les muscles produisent leur travail maximum, qu'on voit parfois se montrer des associations et des concordances des mouvements contraires à la physiologie.

Le point de savoir si les positions intermédiaires en haut à gauche et en bas à gauche peuvent être atteintes, et à quel degré cela est possible, dépend essentiellement du rapport du mouvement latéral exigé au degré de la paralysie.

L'anomalie de projection, lorsque l'œil droit vient à être fermé est la même que celle décrite dans la paralysie complète et ne subit de variations que suivant les différents degrés de la paralysie. Le sentiment de vertige est aussi le même, seulement le malade s'en débarrasse bien plus facilement par la rotation de la tête.

La situation relative des deux yeux l'un par rapport à l'autre a les mêmes caractères fondamentaux que dans la paralysie complète; seulement les déviations réelles ne commencent pas déjà à se produire du côté droit de la ligne médiane, mais seulement dans le côté gauche du champ de mobilité et d'autant plus du côté de la tempe, que la paralysie est plus faible. Lorsque le malade aura le regard dirigé dans la ligne médiane et parfois même, lorsqu'il le dirigera légèrement à gauche, il semblera jouir de l'intégrité du regard. Ce n'est que lorsqu'il regardera fortement à gauche, que se montrera un strabisme interne de l'œil gauche qui, suivant le degré de la paralysie, frappera immédiatement l'observateur ou ne se révélera au contraire que par un examen minutieux de la fixation. Du reste, la direction dans laquelle la déviation commence à se faire sentir, n'est pas dans une proportion exacte avec le défaut de mobilité absolue, ni avec le degré de la paralysie, même en faisant abstraction, comme nous l'avons fait jusqu'ici dans toutes nos descriptions, des troubles de l'équilibre des antagonistes. Ceci dépend de ce que, suivant la puissance de la tendance à la fusion, la déviation paralytique peut être supprimée à des degrés différents. (Voy. page 38.)

Si l'œil droit étant exclu du point de fixation, l'œil

gauche vient à fixer, les déviations secondaires se montrent de même ici sous forme d'un strabisme interne plus considérable de l'œil droit. Si par hasard la déviation primaire se trouve, à cause du faible degré de la paralysie, au voisinage des limites de notre observation, cette prépondérance servira à déterminer notre jugement (voy. p. 18).

Pour ce qui est de la diplopie, elle est naturellement régie par les mêmes lois que dans la paralysie complète, mais, toutefois en faisant les changements nécessaires. L'analyse rigoureuse des images doubles a une importance encore plus considérable ici que là, vu que la démonstration objective diminue d'évidence avec la décroissance du défaut de mobilité et devient même impossible dans de très-faibles degrés de paralysie. Lorsque l'objet du regard vient à être mû vers la gauche dans la voie horizontale, il se montre lors d'un certain degré d'inflexion latérale, des images doubles homonymes, qui, à mesure que le mouvement se prononce davantage, s'écartent de plus en plus l'une de l'autre. Dans des degrés tout à fait faibles de paralysie, ces images ne se montrent qu'au voisinage de la périphérie temporale du champ de mobilité, et il peut même se faire que, lorsque la tendance à la fusion est très-prononcée, la très-minime quotité de la position paralytique se trouve complétement couverte et que les images doubles n'apparaissent que périodiquement, alors que l'énergie musculaire se relâche. Dans des cas semblables, il faut employer, à l'appui de la démonstration, des prismes à réfraction verticale ; ceux-ci montrent déjà souvent un écartement latéral des deux images placées l'une au-dessus de l'autre, à une distance notable de la périphérie gauche du champ de mobilité commun; ou même au voisinage de la ligne médiane, écartement qui augmente vers la gauche (voyez p. 33). Le point de la voie horizontale dans lequel cet écartement se montre tout d'abord indique le lieu où, l'association conforme aux lois étant complétement conservée, l'abducteur gauche commence à faire défaut aux exigences de la vue. S'il ne s'est pas montré, avant l'emploi des prismes à réfraction verticale, d'écartement latéral entre les images, cela tenait à un effort volontaire dirigé contre le principe d'association. Par l'examen comparatif, avec ou sans l'aide de prismes à réfraction verticale, on mesure donc en même temps la portion positive de la fusion.

Si au contraire, sans le secours de prismes à réfraction verticale, on n'observe pas d'écartement latéral et qu'à l'aide de ces prismes il ne s'en montre qu'un très-faible vers les limites du champ de mobilité commun, il nous faut encore en vérifier les rapports par une comparaison sur l'autre œil, car, en fait, on observe pour les positions extrêmes, une insuffisance des muscles associés, s'il est permis de s'exprimer ainsi.

Mes observations m'apprennent, à la rigueur, que lorsque ce dernier fait se produit, il se montre bien plus fréquemment un léger croisement des images, plutôt que le fait inverse, de telle sorte que le droit externe agit donc alors plus énergiquement que le droit interne qui lui est associé. Ceci repose sans aucun doute sur les mouvements oculaires physiologiques en haut, notamment sur ce que le droit externe est habitué à régir une partie du champ de mobilité, située au delà de la limite du champ commun, tandis que le droit interne déploie son plus grand travail à la limite du champ de mobilité commun, point dans lequel les actions musculaires sont encore déterminées et régularisées par la fonction visuelle. On comprendra dès lors qu'au voisinage de cette limite, ce muscle manifeste une certaine tendance à se relâcher, tandis que, dans cette position du regard, le muscle externe, qui lui est associé, se trouve pour ainsi dire encore au milieu de ses habitudes régulières.

A propos de la situation des images doubles dans les positions intermédiaires, je n'aurai à ajouter à ce que j'ai dit à propos des paralysies complètes que, avec la diminution de l'écartement latéral, les petites obliquités et différences de hauteur des images se font moins valoir.

La limite de la diplopie, lors de l'élévation du plan visuel, s'incline encore plus à gauche, tandis que, lors de l'abaissement, elle se rapproche plus de la ligne médiane, et cela, grâce à cette particularité, que des positions de convergence cessent plus facilement dans la partie supérieure que dans l'inférieure. Conformément à cela, on voit aussi par là que, pendant la vision binoculaire, le malade ne tourne pas la tête tout à fait exactement autour d'un axe vertical mais autour d'un axe légèrement incliné à gauche, parallèlement à la limite de la diplopie (voyez p. 28). Le port anormal de la tête, lors de faibles paralysies dans lesquelles la diplopie ne se montre que dans un espace restreint très-latéral, devient en général moins apparent.

Pour opérer la jonction des images doubles, de forts prismes adducteurs deviennent d'autant plus nécessaires, que l'écartement des images devient plus considérable. Il est même possible, dans de faibles degrés de paralysies, de satisfaire à l'écartement maximum des images qui se produit lorsque le regard est dirigé à gauche, à l'aide de prismes de force modérée. S'il arrive parfois qu'un tel prisme amène la vue simple dans toute l'étendue du champ visuel, cela tient à ce que l'excès de correction qu'il entraîne vers la droite ne surpasse pas la portion négative du pouvoir de fusion, tandis que le défaut de correction qui lui correspond vers la gauche est suppléé par la portion positive du pouvoir de fusion. Lorsque le regard est porté à l'extrême vers la gauche, point dans lequel le prisme amène précisément la réunion des images doubles, c'est-à-dire où tout prisme de force moindre n'est pas en état d'en faire autant, l'étendue de fusion positive tout entière, qui correspond au plus grand effort possible de l'abducteur, se trouve employée pour modifier la position dynamique. Si l'on vient à quitter légèrement cette position périphérique et que l'on passe par conséquent à des directions dans lesquelles les déviations dynamiques sont moindres, il n'y aura plus alors qu'une partie de l'étendue de fusion d'employée, et peu après, notamment lorsque le prisme corrigera précisément la déviation dynamique, il n'y aura plus aucune fraction de cette étendue d'employée. Qu'on se rapproche encore de la ligne médiane, le prisme donnera un excès de correction de la déviation dynamique, et plus cet excès sera considérable, plus la quantité de l'étendue de fusion négative, représentée par un effort d'adduction, sera grande. Si la valeur de cette dernière n'est pas dépassée par la force du prisme, l'effet correcteur excessif de celui-ci ne se révélera pas par l'apparition d'images doubles croisées. C'est par les variations de l'étendue de fusion que s'explique ce fait, que souvent, dans des paralysies assez notables, un seul prisme, naturellement alors un peu fort, ramène la vue simple dans tout le champ visuel, tandis que, dans d'autres paralysies infiniment plus faibles, tout prisme ne corrige que dans de certaines portions du champ, tandis qu'il exerce une correction trop forte ou trop faible en deçà ou au delà des limites de ces portions. Dans des cas semblables, il faudrait, pour satisfaire aux différentes exigences, en tant qu'il s'agit du rétablissement de la vue simple, faire usage de prismes dont la puissance, suivant les directions du regard, augmentât ou diminuât. On se procure ceux-ci pour le cas de paralysie de l'abducteur, en faisant flanquer l'une des faces du prisme adducteur d'une surface cylindrique concave à axe vertical. J'ai en réalité fait fabriquer de semblables verres cylindro-prismatiques dans des cas où l'étendue de fusion était faible, mais la possibilité de leur emploi rencontre de grands obstacles basés sur différents inconvénients optiques d'une autre nature.

PARALYSIE DE L'ABDUCTEUR GAUCHE, AVEC TROUBLE DE L'ÉQUILIBRE DES ANTAGONISTES.

La mobilité absolue de l'œil gauche, l'anomalie de projection dépendant du trouble de celle-ci, la rotation de la tête et la sensation de vertige, lors de l'usage de cet œil seul, se montrent ici d'une façon absolument semblable à celles des paralysies simples de même degré, mais la limite de la diplopie, et par conséquent celle des déviations, se trouvent avancées vers la moitié droite du champ de mobilité. Déjà dans une paralysie très-incomplète où, par exemple, l'abduction ne sera réduite que d'une ligne, la diplopie dépassera la ligne médiane vers la droite, et dans une paralysie un peu plus prononcée, elle s'étendra à travers tout le champ visuel jusqu'à la périphérie du côté droit.

Il n'est pas seulement difficile, mais il est même en général impossible, de donner pour les premiers commencements et respectivement pour les plus faibles degrés de ces états secondaires une définition exacte. En effet, si nous nous tenons à ce point de vue, que dans les différentes positions des yeux, il se produit aussi une innervation active des muscles qui sont allongés, il se montrera dès l'abord une certaine influence de la paralysie, en deçà de ce qu'on est convenu de nommer les positions d'équilibre. Pourtant, cette influence dans les paralysies caractéristiquement pures, reste faible jusqu'au voisinage de la direction du regard dans laquelle l'excès de position commence à obéir au muscle en question. On est donc convenu de considérer cet état secondaire comme un état propre, ne dépendant pas nécessairement de la paralysie, lorsqu'il atteint une valeur qui dépasse ce minimum.

Les caractères des images doubles restent malgré cela sensiblement les mêmes. Il se produit des images doubles homonymes, à écartement croissant vers la gauche, mais dont la distance primitive entre elles est plus grande que celle que fournirait une paralysie caractéristique pure de même degré.

Dans le point de la direction du regard où les images doubles apparaissent d'ordinaire, dans une paralysie de même degré celles-ci ont déjà un écartement notable qui, lorsque le regard se dirige encore plus vers la gauche, s'ajoute comme une grandeur constante aux écartements que l'on rencontre pour les mêmes directions du regard dans la paralysie pure. De là ressort que, pour des angles de rotation égaux, de ce point vers la gauche, les différences des écartements des images doubles sont les mêmes que dans la paralysie pure, ce qui concorde avec la détermination de l'estimation du degré de la paralysie, d'après le procédé que nous avons indiqué plus haut (voyez p. 71).

L'écartement des images doubles dans le même point où, dans une paralysie pure équivalente, la diplopie commence à se révéler, donne la mesure du trouble de l'équilibre des antagonistes. Il en est de même naturellement de la déviation réelle qui correspond à cet écartement. Si, par exemple, dans une paralysie complète de l'abducteur gauche, on observe, lorsque le regard est dirigé de 10 degrés à droite de la ligne médiane, point dans lequel commence d'ordinaire la diplopie, une déviation de deux lignes, nous exprimons cela en disant qu'à la paralysie se combine un trouble linéaire des antagonistes de deux lignes d'étendue. A droite du point en question, et en nous débarrassant de l'influence de l'étendue de la fusion à l'aide de prismes à réfraction verticale, nous observons que les écartements diminuent dans un rapport plus faible, qui, vers la périphérie droite, se rapproche asymptotiquement d'une parfaite constance de ces écartements. En termes plus simples, ce fait se révélera en ce que le malade présentera, même pour les positions moyennes, une déviation strabique semblable à celle qu'on observe dans le strabisme concomitant, mais néanmoins toujours avec cette différence que la déviation croît lorsque le regard est dirigé à gauche, et diminue lorsque celui-ci est porté vers la droite. Tandis que le port anormal de la tête basé sur l'anomalie de projection pendant l'usage exclusif de l'œil gauche, est exactement le même que dans une paralysie simple de même degré, l'anomalie de projection dépendant de la diplopie et qui se montre lors de l'usage simultané des deux yeux est plus marquée ici, vu que le malade ne voit simple que dans des régions du côté droit encore plus restreintes que dans l'autre cas. La diplopie vient-elle enfin à s'étendre jusqu'à la périphérie droite du champ de mobilité, le malade tourne alors parfois la tête tellement à gauche, qu'il exclut complétement du champ de mobilité commun les régions situées devant lui, et ne se sert pour celles-ci que de l'œil droit seul. Mais comme, d'autre part, cette région droite du champ de mobilité est, séparément prise, très-étroite, et que ces directions extrêmes de la ligne visuelle s'accompagnent d'une sensation d'effort extrême, le malade préfère en général fermer l'un des yeux, lorsqu'il ne lui arrive pas, par hasard, de faire abstraction de l'une des images rétiniennes.

La déviation secondaire de l'œil droit montrera toujours une prépondérance sur la déviation primaire de l'œil gauche, suivant le degré de la paralysie ; mais, relativement à la déviation totale, cette prépondérance sera moindre que dans les paralysies simples, parce que le trouble de l'équilibre des antagonistes, qui forme l'un des facteurs, se transmet sous une forme concomitante.

Le trouble de l'équilibre des antagonistes vient-il à augmenter, tandis que la paralysie est, en somme, assez faible ou qu'elle a déjà rétrogradé jusqu'à un faible restant, la déviation constante, pour me permettre l'expression, qui correspond au premier facteur, se prononce de plus en plus, tandis que la direction variable, qui répond à la paralysie, s'efface toujours de plus en plus. De cette façon les symptômes se rapprochent de plus en plus de ceux du strabisme concomitant, et il faut parfois un examen attentif pour découvrir l'accroissement de l'écartement des images vers la gauche, qui révèle la nature paralytique de l'affection. Enfin, pendant cette succession, il peut arriver que la paralysie guérisse complétement et qu'il ne subsiste comme vestige, ou résidu, de toute l'affection, qu'un strabisme concomitant simple. Certes, un trouble d'équilibre déjà assez prononcé peut avec la diminution de la paralysie rétrograder à son tour ; une bonne étendue de fusion en livre la voie. Mais si, au contraire, après des degrés assez élevés de cet état secondaire, il subsiste le plus souvent un strabisme concomitant, cela tient à ce que, par la suppression prolongée de la vision simple binoculaire, l'étendue de fusion souffre de plus en plus, et qu'il se produit aussi dans les muscles, des changements de structure qui, les conditions d'innervation étant rétablies, portent atteinte à leur longueur moyenne.

De même, lors de troubles de l'équilibre des antagonistes, l'écartement latéral des images homonymes dans les positions intermédiaires, à gauche en haut et à gauche en bas, se trouve augmenté par rapport au degré de la paralysie, et la diplopie peut être poursuivie avec diminution correspondante de cet écartement, dans les positions intermédiaires à droite en haut et à droite en bas. Les différences de hauteur et l'inclinaison des images, même lorsque toutes les conditions favorables à leur existence se présentent, sont plus difficilement accusées ici, à cause des grands écartements latéraux. Il se produit aussi un affranchissement de l'association régulière des muscles d'autant plus étendu que le domaine de la vue simple devient plus restreint.

Lorsqu'un objet se rapproche, sur la ligne médiane, du

plan horizontal, la limite de la diplopie, ainsi que cela ressort de ce que nous avons dit jusqu'ici, est plus rapprochée que dans la paralysie simple. Si, en général, cette limite ne coupe plus la ligne médiane au delà du *punctum proximum* utilisable, il se produira dans toute la ligne médiane une diplopie homonyme. Cependant cela n'est vrai que pour des degrés assez élevés de trouble de l'équilibre des antagonistes. Sans cela ce point de section tend toujours à exister, ne fût-ce qu'à peu de distance du *punctum proximum*. Pendant l'élévation du plan visuel, les écartements des images tendent aussi à diminuer ; pendant son abaissement, ils tendent à augmenter, mais tout cela d'une quantité très-variable.

Pour corriger la diplopie, il faut se servir de prismes adducteurs qui, cependant, doivent être plus forts que dans les paralysies simples et précisément d'une quantité égale à celle du trouble de l'équilibre des antagonistes. C'est ce qui forme un obstacle à leur emploi, comparativement à des degrés égaux de paralysie simple, obstacle auquel s'ajoute ordinairement, comme un second, le rétrécissement de l'étendue de fusion qui se montre alors. Nous ne parlerons, bien entendu, ici que comparativement à des degrés égaux de paralysie pure, tandis qu'un trouble de l'équilibre des antagonistes un peu plus prononcé, dans des degrés de paralysie relativement plus faibles, présentera des exigences plus uniformes que dans le cas inverse, exigences auxquelles il sera naturellement plus facile de répondre, à cause de leur constance, abstraction faite de la force plus grande des prismes eux-mêmes.

CHAPITRE II

PARALYSIE DU MUSCLE DROIT INTERNE.

Caractères fondamentaux : Diminution de la mobilité du côté du nez; images doubles croisées, placées à côté l'une de l'autre, dont l'écartement croît du côté de l'œil sain.

PARALYSIE COMPLÈTE DU DROIT INTERNE GAUCHE.

Mobilité absolue. — La ligne visuelle gauche ne peut être amenée des positions d'abduction que jusqu'à la direction sagittale, tandis que toute adduction, dans la voie horizontale, fait défaut.

Sous le rapport des actions vicariantes, les muscles de la deuxième paire se trouvent placés à l'égard du droit interne, dans une situation analogue à celle dans laquelle se trouvaient ceux de la troisième paire par rapport au droit externe. Conformément à cela, il faut leur appliquer les remarques faites aux pages 111 à 114. En fait, on observe parfois, dans des conditions où l'on doit conclure en faveur d'une paralysie complète du droit interne, un léger reste d'adduction, produit par des contractions alternatives du droit supérieur et du droit inférieur. La cornée monte et descend en zigzag, et ne se porte de la direction sagittale dans l'adduction, que d'un faible angle, d'environ 8 degrés au maximum. Les mouvements rotatoires qui, par suite de l'action musculaire, doivent se rattacher à ce mouvement, sont de beaucoup inférieurs à ceux qui se produisent sous l'action du muscle de la troisième paire, et il est très-difficile, à cause de cela, de les constater avec exactitude. Pour expliquer cette production d'une adduction quelque faible qu'elle soit, il faut admettre que les portions nasales du droit supérieur et du droit inférieur se contractent dans ce cas, seules ou au moins d'une façon prépondérante. Ce vestige d'adduction manque du reste dans la majeure partie des cas, même alors qu'il est possible de démontrer par une autre voie l'intégrité d'action des muscles de la deuxième paire. Cette forme de mouvement paraît d'autant plus pénible à la volonté, que, pendant les élévations et abaissements, relativement prononcés, qui accompagnent l'entrée en jeu des deux muscles vicariants, la fixation de l'objet présenté pour déterminer l'adduction, doit être abandonnée encore bien plus que lorsqu'il s'agit des obliques.

Pour ce qui est des *positions intermédiaires* en bas à droite et en haut à droite, comme pour leur production à l'état physiologique, l'action simultanée du droit interne est indispensable, ou bien elles manqueront complétement ou bien elles se produiront d'une façon contraire aux lois. La première circonstance s'observe nécessairement dès que la direction légèrement oblique, soit en haut, soit en bas, de la ligne visuelle qui accompagne l'action isolée, soit du droit supérieur, soit du droit inférieur, doit être dépassée du côté droit. La seconde se montre, au contraire, lorsque l'objet fixé reste à gauche de cette ligne. Comme pour le mouvement rotatoire négatif qui accompagne la position intermédiaire à droite en haut, ou par le mouvement rotatoire positif qui accompagne la position intermédiaire en bas à droite l'action du droit interne est décisive, ces mouvements rotatoires manqueront aussi dans la paralysie du droit interne, et la position elle-même deviendra anormale.

L'objet fixé, lors de paralysie du droit interne gauche, se trouvera, conformément aux lois exposées précédemment, *faussement projeté vers la droite*, dès que, vu de gauche à droite, il se rapprochera de la direction sagittale, et encore bien davantage s'il dépasse celle-ci. A cela se rattache un vertige précisément dans ce sens, que le malade cherche à éviter par une rotation de la tête vers la droite.

Rapport des deux yeux de l'un à l'autre.— Lorsque les yeux sont dirigés à gauche, le malade se présente comme s'il jouissait d'un regard normal. Au voisinage de la ligne médiane, et déjà même un peu à gauche de celle-ci, l'œil gauche commence à diverger, et cette divergence se prononce d'autant plus que la direction du regard est plus sollicitée vers la droite. Lors de la fixation, avec l'œil malade, il se développe une déviation secondaire divergente et prédominante du côté droit, pour la description plus détaillée de laquelle nous renvoyons à ce que nous avons dit à ce sujet dans la paralysie du droit externe.

La *diplopie* se montre au voisinage de la ligne médiane, même un peu à gauche de celle-ci ; sa limite se rapproche davantage de la ligne médiane vers la région inférieure du champ de mobilité, vu que dans ce sens la divergence des yeux a en général une tendance à s'amoindrir, tandis que dans la région supérieure la diplopie s'étend davantage dans la moitié gauche. Par suite de cela, afin d'éviter la diplopie, le malade tourne la tête à droite autour d'un axe à la fois vertical et légèrement incliné à gauche.

Conformément à l'action musculaire, il s'agit ici d'images doubles croisées, dont l'écartement, de même que les déviations, s'accroît vers la droite. Tant que le malade tient la tête droite, on ne constate dans la voie horizontale ni différence de hauteur, ni inclinaison des images. Dans les positions intermédiaires en haut à droite et en bas à droite, on observe une très-légère différence de hauteur et une très-légère inclinaison des images croisées doubles, d'une façon analogue à ce que nous avons dit à propos de la paralysie du droit externe.

La signification de ces phénomènes est également la même ici que là; le mouvement rotatoire négatif qui accompagne la position intermédiaire en haut à droite, se produit par cela même que, à l'aide de l'action du droit interne, à l'élévation simple de la ligne visuelle, se joint la direction latérale vers la droite. Le manque de ce mouvement rotatoire négatif a, sous le rapport respectif des deux yeux l'un à l'autre, la même valeur qu'un mouvement rotatoire en sens positif, auquel correspondrait, par conséquent, une rotation apparente de l'image en sens négatif. C'est de cette façon qu'en réalité une ligne horizontale semble tournée vers la gauche; c'est-à-dire que son extrémité droite paraît élevée, son extrémité gauche abaissée. C'est ce manque de mouvement rotatoire aussi qui explique la différence de hauteur : un point lumineux situé en haut à droite se peindra, dans l'œil gauche, sur une partie temporale de la rétine, dont le lieu correspondant, à droite, par suite du mouvement rotatoire négatif, tombera au-dessous du plan visuel, et le point lumineux en question sera par conséquent projeté trop haut par l'œil gauche. L'obliquité qu'affectent des lignes verticales accuse d'autre part une direction apparemment en contradiction, c'est-à-dire positive. A l'état physiologique, lorsque la ligne visuelle se dirige à droite en haut, le méridien oculaire vertical s'incline réellement à gauche; mais comme dans cette même position le méridien perpendiculaire au plan visuel se projette sur une surface verticale avec une inclinaison à droite, d'un degré plus élevé, il en résulte que la projection du méridien vertical de l'œil conservera encore une partie de cette inclinaison. Si dans notre cas de paralysie le mouvement latéral fait défaut, à l'œil gauche, l'image d'une ligne verticale subira une rotation sur son axe vers la droite; en effet, elle se peint maintenant dans le méridien resté vertical, et se trouve précisément projetée dans le lieu où se projette le méridien vertical du côté droit. C'est pour la même raison que l'image double d'une ligne verticale, dans la position en bas à droite, paraît inclinée en sens négatif. Pour les modifications et les différences de hauteur que peuvent subir ces inclinaisons, nous renvoyons à ce que nous avons déjà dit page 122.

En portant l'objet dans la ligne médiane et par conséquent pendant les mouvements ayant trait à l'accommodation, les images doubles croisées restent naturellement partout séparées, car le terrain de ces mouvements se trouve situé à droite de la position sagittale de la ligne visuelle gauche, tandis que la limite de la diplopie tombe au contraire à gauche de cette position. Par le défaut de mobilité même, on comprend que l'écartement relatif des images doubles augmente avec le rapprochement de l'objet fixé dans la ligne médiane, et que cet écartement diminue au contraire lorsque l'objet s'éloigne.

Pour obtenir la fusion des images doubles, on a recours à des prismes à sommet externe, prismes abducteurs, absolument d'après les mêmes règles que nous avons indiquées page 123.

PARALYSIE INCOMPLÈTE DU DROIT INTERNE GAUCHE.

La *mobilité latérale vers la droite* n'est pas supprimée ; elle n'est que diminuée. Ce qui en subsiste, que ce soit peu ou beaucoup, se produit suivant le mode physiologique, c'est-à-dire que l'axe vertical est conservé. La mobilité n'est-elle que peu réduite ? Il faut alors qu'une comparaison exacte avec l'autre œil affermisse notre conviction. Il en est de même de l'intercurrence d'autres actions musculaires et des oscillations du muscle paralysé, au voisinage de la limite de contraction (voyez p. 126). Les positions intermédiaires en haut à droite et en bas à droite sont atteintes ou non, suivant le rapport de la direction latérale au degré de la paralysie. L'anomalie de projection de même que le sentiment de vertige, sont les mêmes que dans la paralysie complète, seulement moindres.

Les *rapports des deux yeux de l'un à l'autre* sont essentiellement modifiés par le degré de la paralysie. Si ce degré est prononcé, les déviations se montrent déjà au voisinage de la ligne médiane ; s'il est modéré, les déviations ne se montrent que lorsque le regard est plus fortement dirigé vers la droite. Si ce degré est faible enfin, il faudra avoir recours à une épreuve de fixation plus minutieuse, aidée de l'occlusion alternative des deux yeux, afin de pouvoir démontrer le reste de la divergence paralytique vers la périphérie droite du champ visuel. La prépondérance de la déviation secondaire peut alors faciliter le diagnostic.

Encore ici, c'est l'analyse de la *diplopie* qui fournit le meilleur moyen de diagnostic pour les faibles degrés de paralysie. La limite de cette diplopie, comme celle des déviations, est souvent située très-fortement vers la droite et peut même tomber en dehors du cadre du champ de mobilité commun. Ce dernier fait ne se produit cependant que dans les déviations manifestes et non dans celles de nature dynamique. Quant à celles-ci, lorsqu'on les recherche à l'aide de prismes à réfraction verticale, elles se montrent même dans de très-faibles paralysies, toujours dans la continuité du champ de mobilité commun, et même encore fréquemment au voisinage de la ligne médiane. Je n'ai pas besoin de répéter que, d'après les différences dans la partie positive de l'étendue de fusion, la différence entre la divergence réelle et la divergence dynamique est également variable.

Lorsque l'étendue de fusion est notable, on observe souvent

dans ces cas un fait qui repose sur la projection anormale en profondeur, et qui se rattache aux observations faites à l'aide de prismes adducteurs. Un objet présenté sur la ligne médiane vient-il encore à être fixé par les deux yeux, mais avec un effort démesuré du droit interne, le malade en éprouve la sensation d'une convergence démesurée des axes optiques ; il déprécie alors la distance de l'objet et par conséquent aussi ses dimensions. Cet état de micropie musculaire (1) se montre surtout lorsqu'on rapproche successivement l'objet et que l'on arrive ainsi dans le voisinage du point dans lequel la portion positive de l'étendue de fusion s'épuise.

Vient-il à se montrer une légère divergence dynamique seulement vers la périphérie droite du champ de mobilité, il faut comparer alors avec une extrême exactitude cet état à celui de l'autre œil, car comme nous l'avons vu page 129, une légère insuffisance des droits internes dans les mouvements associés, est bien plus fréquente que celle des droits externes.

Les petites obliquités et les petites différences de hauteur dans les déviations intermédiaires du regard en haut à droite et en bas à droite, telles qu'on les observe dans la paralysie complète, passent presque inaperçues ici. Mais, en revanche, la limite de la vue double se voit bien plus distinctement ici avec son extrémité supérieure inclinée vers la gauche. Dans des degrés de paralysie restreints, cette limite de la diplopie peut être, en bas, tangente à la périphérie

(1) Il serait peut-être utile, pour faciliter la compréhension, de distinguer trois formes de micropie : *a.* la micropie musculaire ; *b.* la micropie accommodative ; *c.* la micropie rétinienne. La première reconnaît pour cause une surtaxation de la convergence des axes optiques, comme dans la paralysie du droit interne. La seconde est motivée par une estimation exagérée de l'état de l'accommodation, comme après l'emploi de l'atropine. La troisième se montre lors de la diminution des éléments percepteurs, comme dans la rétinite par exemple.

droite du champ de mobilité, tandis qu'elle tombe encore fortement dans la continuité de celui-ci vers la partie supérieure. La ligne médiane est coupée par cette limite à une distance, tantôt plus, tantôt moins grande, suivant le degré plus ou moins grand de la paralysie. En somme, la limite de la diplopie représente donc dans l'espace visuel une surface de section dont la face positive, tournée du côté des images doubles, regarde à droite un peu en haut et vers le malade, tandis que sa face négative est dirigée à gauche légèrement en bas et s'éloigne du malade. Pour ce qui a trait à l'emploi des prismes abducteurs pour amener la fusion des images doubles, je renvoie à ce que j'ai dit dans des circonstances analogues aux pages 130 et 131.

PARALYSIE DU DROIT INTERNE GAUCHE, AVEC TROUBLE DE L'ÉQUILIBRE DES ANTAGONISTES.

Le trouble de la *mobilité absolue*, l'anomalie de *projection*, la rotation de la tête et la sensation de vertige lors de l'usage exclusif de l'œil gauche, se montrent exactement dans les mêmes conditions que dans les paralysies caractéristiques de même degré. Mais, en revanche, lors de l'usage des deux yeux, la limite de la déviation, et par conséquent celle de la diplopie, se trouvent avancées dans la moitié gauche du champ visuel; il peut même se faire que, dans de faibles degrés de paralysie, elles en atteignent la périphérie.

Les caractères des images doubles sont les mêmes. Celles-ci sont croisées, placées l'une à côté de l'autre, et s'écartent vers la droite; mais leur écartement est bien plus considérable que dans les paralysies simples de même degré. Dans la direction où, dans une paralysie franche, les images doubles commencent à s'écarter l'une de l'autre, on les voit ici présenter déjà un écartement notable. Cet écartement, qui représente l'équivalent du trouble de l'équilibre des antagonistes, éprouve vers la droite les accroissements correspondant au degré de la paralysie. Le malade présentera dans toutes les directions un strabisme divergent augmentant vers la droite. Par conséquent, lors de l'usage simultané des deux yeux, la tête sera maintenue dans une rotation vers la droite, bien plus forcée que dans les paralysies pures, si toutefois le malade peut, avec son aide, encore obtenir la vue simple. La déviation secondaire de l'œil droit montre bien encore une prépondérance sur la déviation primaire de l'œil gauche ; toutefois, cette prépondérance est moins sensible, proportionnellement à la déviation totale, vu que l'un des facteurs de celle-ci, c'est-à-dire le trouble d'équilibre, se trouve transmis d'après les lois de la concomitance, c'est-à-dire sans accroissement. Lorsqu'à une paralysie vient se mêler le trouble de l'équilibre des antagonistes, plus cette paralysie diminue, plus la prépondérance de la déviation secondaire s'efface et plus cet état tout entier se rapproche d'un strabisme divergent concomitant. Toutefois, tant qu'il existera encore un obstacle à l'innervation du droit interne, on pourra diagnostiquer celui-ci à l'aide de la prépondérance de la déviation secondaire, ainsi que par l'accroissement des déviations et de l'écartement des images vers la droite.

Il n'est pas besoin de dire que ces différences entre les paralysies incomplètes avec trouble secondaire de l'équilibre et le strabismè concomitant disparaissènt lorsque ce dernier s'est compliqué d'une inactivité plus prononcée du muscle allongé, ainsi qu'on a fréquemment occasion de l'observer dans de très-anciens strabismes divergents. La série des symptômes sera nécessairement la même, lorsqu'à un trouble d'équilibre se joint un défaut de mobilité, ou lorsqu'à un défaut de mobilité se joint un trouble d'équilibre. Ce n'est plus alors dans le domaine de la simple symptomatologie dont nous nous occupons ici, qu'il faut chercher le diagnostic différentiel; mais il doit ressortir des circonstances accessoires et du mode de développement.

Si, une fois la paralysie complétement guérie, le trouble d'équilibre survenu secondairement vient à persister, chose qui n'est pas nécessaire en deçà d'une certaine limite, les symptômes seront nécessairement ceux d'un strabisme divergent concomitant simple. L'accroissement de la divergence pendant le regard en haut, qui avait déjà été noté dans les paralysies simples, tend, après le développement d'un trouble de l'équilibre, à se montrer encore plus nettement. Quant au reste, les différents rapports se rattachent complétement à ce qui a été dit pour la paralysie du droit externe.

CHAPITRE III

PARALYSIE DU MUSCLE DROIT SUPÉRIEUR.

Caractères fondamentaux : Élévation de la ligne visuelle, restreinte ; images doubles à la fois placées un peu au-dessus l'une de l'autre et légèrement croisées, dont l'écartement augmente progressivement vers la périphérie supérieure du champ de mobilité.

PARALYSIE COMPLÈTE DU DROIT SUPÉRIEUR DU CÔTÉ GAUCHE.

Mobilité absolue. — L'œil droit étant fermé, si l'objet fixé vient à être porté progressivement de bas en haut dans le plan médian, la ligne visuelle ne peut dépasser la direction horizontale que d'une petite quantité, et cela seulement à l'aide d'un mode de mouvement contraire à la physiologie.

Nous avons démontré plus haut (voy. p. 107 et 108) que l'élévation de la ligne visuelle, sans mouvement de latéralité, s'opérant comme autour de l'axe transversal de l'œil, ne peut être exécutée que par l'action combinée du droit supérieur et de l'oblique inférieur. Si donc l'action du droit supérieur fait défaut, et que l'objet fixé ait un mouvement ascensionnel direct, il se produira de deux choses l'une : ou bien la fixation cessera complétement, en ce que la direction du regard obéira à la direction isolée de traction du muscle oblique inférieur, et il se produira, par conséquent, une déviation en dehors avec mouvement rotatoire négatif;

ou bien par l'action combinée de l'oblique inférieur et du droit interne, il est donné encore pour une faible étendue, satisfaction à l'exigence de la fixation, mais le reproche d'être un mouvement contraire à la physiologie atteint cette position d'une façon analogue à ce qui a été dit pour les positions intermédiaires produites sans le secours des forces latérales (voy. p. 114 et 115). Si l'intervention du droit interne peut en effet combattre l'abduction de la ligne visuelle que produit l'oblique inférieur du côté gauche, il n'en est pas de même du mouvement rotatoire négatif produit par ce même muscle. Aussi, cette position manque-t-elle de la régularité physiologique, en ce que le droit interne, qui, pour l'élévation simple, est d'ordinaire inactif, ne fournit son concours que d'une façon restreinte et interrompue. De la faible influence que l'oblique inférieur exerce en général sur l'élévation de la ligne visuelle, en prenant pour point de départ la position primordiale, résulte le degré très-exigu de l'élévation encore possible. Enfin, la mobilité absolue devient infiniment petite et même nulle, si l'on cherche à faire exécuter l'élévation pendant que la ligne visuelle est dirigée vers la gauche. Au contraire, elle s'accroît sensiblement quand le regard est dirigé à droite. Ceci repose sur ce que, lorsque l'adduction se prononce davantage (voy. p. 110), la coopération de l'oblique inférieur à l'élévation augmente, tandis que celle du droit supérieur diminue.

L'anomalie de *projection*, lorsque l'œil gauche est seul employé à la fixation, se montre aussitôt que l'objet, en s'élevant, atteint le voisinage du plan visuel horizontal, et s'accroît progressivement au fur et à mesure que l'élévation augmente. La *sensation de vertige* se fait moins sentir ici, parce que pendant la marche l'élévation de la ligne visuelle n'est pas utilisée; elle se montre davantage lorsque les malades montent un escalier rapide ou une échelle. Ils s'y soustraient, en faisant exécuter à la tête une rotation en arrière autour de l'axe transversal, en même temps qu'ils la portent légèrement à gauche, afin de transporter les objets placés directement au devant de leur corps dans la moitié droite du champ visuel, dans laquelle l'élévation est encore proportionnellement plus exécutable.

Rapport des deux yeux de l'un à l'autre.— L'objet vient-il à être mû progressivement de bas en haut dans le plan médian, il se produit alors, déjà même un peu avant qu'il ait atteint le plan visuel horizontal, une déviation de l'œil gauche en bas, qui s'accroît à mesure que l'objet s'élèvera davantage. En même temps, la cornée gauche se dévie légèrement à gauche ; en effet, comme pour l'élévation simple du côté droit, le droit supérieur unit son action à celle de l'oblique inférieur, il en résulte qu'à gauche, l'action isolée de l'oblique inférieur se produira seule, comme effet des impulsions associées. Le mouvement rotatoire négatif qui se rattache à cette action isolée, peut également être constaté, vu le faible déplacement que subit la ligne visuelle dans ce cas, par la façon dont se comportent les vaisseaux conjonctivaux et l'iris. Somme toute, le malade, lorsque son plan visuel est dirigé en bas, se présente comme jouissant d'un regard normal, tandis que, lorsque son plan visuel est dirigé en haut, il présente un strabisme deorsumvergent et en même temps un peu extrorsumvergent. Le regard étant dirigé latéralement dans le sens positif, c'est-à-dire à droite, l'objet vient-il à être élevé progressivement, les déviations ne commencent à se produire que vers une limite plus élevée que dans le plan médian, environ dans le plan visuel horizontal. Aussi, le strabisme deorsumvergent se fait-il moins sentir lors d'élévations identiques de l'objet. Enfin, l'œil gauche étant fortement mis en adduction, la quotité de la divergence diminue. Le mouvement rotatoire anormal devient moins frappant déjà à cause du plus grand déplacement de la ligne visuelle dans cette direction. Si, au contraire, l'objet fixé vient à être élevé petit à petit en même temps que la direction latérale devient négative, les déviations se montrent déjà avant le plan médian, c'est-à-dire plus en dessous de l'horizontale. Pour des élévations égales, elles atteignent des degrés plus forts ici que là. Les mouvements rotatoires anormaux diminuent si l'écartement latéral devient fort, tandis qu'en même temps la quotité de divergence diminue et fait même place à une légère convergence lors d'une abduction extrême.

La *déviation secondaire* de l'œil droit est naturellement inverse de la déviation primaire dans sa direction principale, c'est-à-dire en hauteur (voy. p. 14), et ne lui est homonyme que dans la direction latérale. Lorsque l'œil droit sera caché, il sera dévié en haut et légèrement en dehors. Nous avons vu qu'une élévation de l'œil gauche jusqu'à un certain point, l'œil droit étant couvert, peut encore être produite par l'action combinée de l'oblique inférieur et du droit interne. D'après la loi d'association, à ceci se rattachera dans l'œil droit une coopération de l'oblique inférieur et du droit externe, à laquelle s'ajoutera encore le droit supérieur, vu que ce muscle, inactif il est vrai dans l'œil gauche, ne cesse pas d'y recevoir les impulsions de la volonté. Il en résultera en somme une déviation à droite et en haut. Le mode de production des déviations secondaires pour les positions intermédiaires en haut à gauche, et en haut à droite, se déduisent facilement en appliquant rigoureusement d'après le principe d'association, ce qui a été dit eu égard à la défectuosité de ces positions.

La *diplopie* commence à se montrer dans le même point où les déviations se révèlent. Nous avons déjà montré que cette démarcation s'abaisse vers la gauche et s'élève vers la droite. D'après cela, le malade, pour éviter la diplopie, ne porte pas la tête en rotation en arrière exactement autour de l'axe transversal, mais bien autour d'un axe à peu près transversal, mais à la fois légèrement ascendant à droite. De cette façon, il transporte les objets placés au devant de son corps, dans le quart inférieur droit de son champ visuel, dans lequel la vision simple est le mieux assurée.

Conformément à la direction des déviations, il s'agit ici principalement d'images placées l'une au-dessus de l'autre, de telle sorte qu'au fur et à mesure que l'objet fixé s'élève, l'image de l'œil gauche se trouve de plus en plus au-dessus de celle de l'œil droit. Par suite du degré de divergence, les images seront également plus ou moins croisées. On observe aussi parfois une différence apparente d'éloignement des images par rapport au malade lorsque, comme il arrive d'ordinaire quand le plan visuel est fortement élevé, la projection a lieu vers le plafond de la chambre. L'image la plus haute tombe sur une partie plus rapprochée de cette surface horizontale et jusqu'à ce que les conclusions se soient corrigées, elle est considérée comme plus rapprochée. Lorsque la direction latérale du regard est positive, les différences de hauteur des images sont proportionnellement moindres; de même pour de fortes directions latérales de cette nature, le croisement diminue aussi quelque peu. Dans les directions latérales négatives, les différences de hauteur deviennent au contraire relativement très-prononcées, tandis que le croisement diminue d'une façon continue.

En ce qui concerne l'inclinaison des images, elle est proportionnelle pour des objets horizontaux à l'anomalie du mouvement rotatoire. Comme cette anomalie a lieu dans le sens négatif, la rotation apparente de l'image sera dirigée dans le sens positif; vers la gauche, elle s'effacera, car le droit supérieur exerce ici une très-faible influence sur l'inclinaison du méridien; au contraire, elle s'accroîtra vers la droite. Les choses se comportent d'une façon un peu plus compliquée pour des objets verticaux. Le regard vient-il à s'élever dans le plan médian, le méridien perpendiculaire à ce plan visuel fournira une image double inclinée à droite, à cause du mouvement rotatoire négatif que subit l'œil gauche par suite de la paralysie. Mais comme en outre, à cause de la divergence, cette image se trouve projetée à droite, dans une direction dans laquelle le méridien perpendiculaire au plan visuel fournit déjà pour son propre compte, sur une surface verticale, une projection inclinée en sens positif, il en résulte que deux causes s'associent ici pour produire l'inclinaison de l'image vers la droite. Dans la position intermédiaire à droite en haut, l'inclinaison commencera par s'accroître, puis, bien que le mouvement rotatoire se prononce davantage, elle restera stationnaire ou diminuera même, parce que dans la direction latérale exagérée, le croisement des images disparaît. Au contraire, à gauche en haut, l'inclinaison disparaît rapidement et d'une façon continue, parce que le mouvement rotatoire et le croisement disparaissent à la fois. Toutes ces inclinaisons sont, du reste, rarement accusées exactement lors de grandes différences de hauteur, et elles se modifient du reste encore lorsque la fixation binoculaire ayant cessé, les lois de rotation s'effacent.

Pour corriger la diplopie, on doit faire usage ici de prismes à réfraction supérieure tenus devant l'œil gauche, en ayant soin d'en diriger tout à la fois le sommet plus ou moins à gauche, suivant les différents degrés de croisement. Comme d'ailleurs l'étendue de fusion, lors d'élévation du plan visuel, est en général extrêmement restreinte, comparativement à la direction latérale, la correction tend à n'être chaque fois exacte que pour des positions déterminées ou renfermées dans de très-étroites limites. C'est pour la même raison que la différence entre la déviation dynamique et la déviation réelle est presque nulle, et, par conséquent, la coïncidence entre la limite de la diplopie et l'apparition de la déviation dynamique devient presque exacte.

PARALYSIE INCOMPLÈTE DU MUSCLE DROIT SUPÉRIEUR DU CÔTÉ GAUCHE.

Mobilité absolue. — Lorsque l'œil droit est couvert, la ligne visuelle gauche peut être plus ou moins élevée au-dessus de la direction horizontale, suivant le degré de paralysie ; néanmoins, le maximum d'élévation reste au-dessous de la limite physiologique, fait qui se montre lors de faibles lésions, par la comparaison avec l'œil gauche. A part cela, l'élévation encore possible, contrairement à ce qui se passe pour le faible vestige qui en subsiste dans la paralysie complète, s'exécute suivant le mode physiologique, c'est-à-dire autour de l'axe transversal de l'œil sans divergence, ni mouvement rotatoire. Ce n'est qu'à la limite de l'élévation que surviennent le plus souvent des déviations de cette nature, et en même temps des contractions intercurrentes du droit interne (voy. p. 149). Pendant le déplacement latéral vers la droite, le manque d'élévation diminue, tandis qu'il augmente dans le déplacement à gauche. D'après cela, le trouble de mobilité absolu ne se révèle dans de très-faibles paralysies que par ce fait que, si l'on vient à faire parcourir successivement à la ligne visuelle les limites du champ de mobilité, la portion supérieure gauche paraît insuffisamment étendue, et le champ de mobilité rétréci dans cette direction. On voit la cornée passer pour ainsi dire de la position d'élévation la plus prononcée, par une voie plus rectiligne, se rapprochant davantage d'une corde, à la position d'abduction extrême. L'anomalie de projection et la sensation de vertige sont les mêmes que dans la paralysie complète, seulement moins prononcées. La rotation anormale de la tête pendant l'emploi exclusif de l'œil gauche se remarque à peine dans les degrés de paralysies peu prononcés, vu que les notables élévations de la ligne visuelle ne sont pas utilisées.

Je dois encore noter ici un symptôme qui aurait déjà pu

être indiqué lors de la paralysie complète, à savoir l'excessive élévation de la paupière supérieure, lorsque l'œil gauche suit un objet s'élevant successivement. D'excessifs efforts se trouvent concentrés ici d'une façon analogue à ce que l'on observe après le reculement du droit supérieur, sur ce muscle dont l'action est imparfaite, et retentissent pendant l'élévation du regard sur l'élévateur de la paupière supérieure, dont l'action y est combinée. Ce bâillement particulier de la paupière supérieure (1), pendant lequel la sclérotique devient visible au-dessus de la cornée d'une façon insolite, donne à l'œil cette expression étrange que l'on rencontre dans la maladie de Basedow.

Rapport des deux yeux de l'un à l'autre. — Lorsque l'objet fixé s'élève, il se montre plus ou moins tôt, suivant le degré de paralysie, une déviation de la ligne visuelle gauche en bas et un peu en dehors. La limite dans laquelle les déviations se montrent s'élève vers la droite, et celles-ci sont moins prononcées dans ce sens que vers la gauche. La déviation secondaire se comporte comme dans la paralysie complète, elle est seulement moins prononcée. Il en est de même de la diplopie et du port de la tête qui

(1) Cet état paraît d'autant plus frappant, lorsque dans une paralysie combinée du droit supérieur et du releveur de la paupière, ainsi qu'on l'observe si fréquemment dans les paralysies du moteur oculaire commun, l'affection a plus rétrogradé dans ce dernier muscle que dans le premier. Alors, à la vérité, la paupière supérieure, par suite d'un reste de ptosis, pend encore, d'une façon anormale, lorsque le regard est légèrement dirigé en bas et même pendant le regard horizontal ; mais l'objet fixé vient-il à être élevé, cette paupière encore en partie paralysée se soulève d'une façon excessive, parce que les efforts concentrés sur le droit supérieur produisent un raccourcissement relativement trop prononcé de l'élévateur par rapport à la hauteur du regard.

en résulte, lors de l'usage simultané des deux yeux. De même ici, à cause de la faible étendue de fusion pendant l'élévation, la correction à l'aide de prismes n'a qu'un champ restreint ; néanmoins, quelques malades arrivent au bout d'un certain temps à utiliser l'influence volontaire dans ces conditions, à tel point que j'ai vu, dans des états qui avaient une certaine durée, le pouvoir de fusion équivaloir à un prisme de 12 degrés, alors que, dans le principe, les positions dynamiques ne pouvaient pas être modifiées d'une façon correspondante à un prisme de 3 à 4 degrés.

PARALYSIE DU DROIT SUPÉRIEUR DU CÔTÉ GAUCHE, AVEC TROUBLE SECONDAIRE DE L'ÉQUILIBRE DES ANTAGONISTES (CONTRACTURES DU DROIT INFÉRIEUR).

Tandis que le trouble de la *mobilité absolue* et les manifestations qui en dépendent, restent les mêmes que dans la paralysie pure, le rapport des deux yeux se trouve modifié en cela que les *déviations* se font sentir dans la portion inférieure du champ de mobilité et même jusqu'à sa limite extrême, quoique à un degré décroissant. Leur degré, lorsque la ligne visuelle est légèrement abaissée, indique le trouble de l'équilibre des antagonistes et l'accroissement de ce degré, à partir de ce point vers la limite supérieure du champ de mobilité donne la mesure de la paralysie. Ainsi que dans la paralysie pure, à ce strabisme deorsumvergent se rattache, dans la portion supérieure du champ visuel, une déviation accessoire en dehors, tandis que dans la partie inférieure, par suite de la prépondérance du droit inférieur sur l'oblique supérieur, on observe une légère convergence. Lorsque le regard est ici dirigé à gauche, la déviation en hauteur devient aussi relativement plus grande, tandis que les déviations latérales disparaissent ; si, au contraire, le regard est porté à droite, la différence de hauteur devient moindre, etc.

Ainsi que les déviations, la *diplopie* se laisse poursuivre ici dans les régions inférieures du champ de mobilité. Partout l'image de l'œil gauche est placée plus haut, et suivant le degré de la paralysie, son élévation s'accroît au fur et à mesure que le plan visuel s'élève. De plus, on observe un croisement des images à la partie supérieure, tandis qu'elles sont au contraire légèrement homonymes en bas, état qui est encore augmenté par la disposition à la convergence qui se fait sentir pendant l'abaissement du regard. L'inclinaison de l'image est la même que celle que nous avons décrite dans la paralysie simple, cependant elle se propage, quoique avec moins d'intensité, dans le même sens, inclinaison positive pour l'image de l'œil gauche, vers la partie inférieure. En effet, dans la direction en bas la prépondérance du droit inférieur sur le grand oblique détermine un mouvement rotatoire négatif, de la même façon qu'il s'en produit un analogue en haut, par suite de prépondérance de l'oblique inférieur sur le droit supérieur paralysé. Les phénomènes de diplopie dans les mouvements de latéralité sont les mêmes que dans la paralysie simple. En général, la différence de hauteur augmente vers la gauche et l'inclinaison s'accroît vers la droite. La situation plus rapprochée de l'image de l'œil gauche, quand la projection a lieu vers le plafond de la chambre, se montre ici d'une façon encore plus apparente, parce que les différences de hauteur sont bien plus considérables. Au contraire, les rapports sont absolument inverses pour la partie inférieure du champ de mobilité lorsque la projection a lieu vers le sol. Pour ce qui est des prismes correcteurs, ceux-ci doivent naturellement être d'un indice plus élevé que dans la paralysie pure.

CHAPITRE IV

PARALYSIE DU MUSCLE DROIT INFÉRIEUR.

Caractères fondamentaux : Abaissement du regard, restreint ; images doubles placées l'une au-dessous de l'autre et à la fois légèrement croisées, dont l'écartement augmente vers la périphérie inférieure du champ visuel.

PARALYSIE COMPLÈTE DU DROIT INFÉRIEUR DU CÔTÉ GAUCHE.

Mobilité absolue. — L'axe optique gauche ne peut être abaissé que faiblement au-dessous de l'horizontale et encore cela ne se peut que d'après un mode contraire à la physiologie ; ce mouvement est produit par une concurrence saccadée et irrégulière de l'oblique supérieur et du droit interne, pendant laquelle l'axe de rotation transversal n'est pas conservé, mais où l'on observe au contraire un mouvement rotatoire positif dans le sens du trochléateur. Lorsque le regard est porté légèrement à droite, un peu plus d'abaissement est possible (voy. page 149), tandis que lorsque le regard est tourné vers la gauche, le léger vestige qui en subsiste est aboli. Projection erronée dirigée en bas ; sensation de vertige proportionnellement très-gênante, précisément parce que l'abaissement du regard est utilisé pendant la marche. Le malade incline la tête en avant, autour d'un axe à la fois transversal et légèrement ascendant vers la gauche, afin de transporter les objets placés directement devant lui dans la moitié du champ visuel tournée en haut et en même temps légèrement à droite.

Rapport des deux yeux de l'un à l'autre.— Dans la ligne médiane se produit déjà, un peu au-dessus de l'horizontale, une déviation de l'œil gauche en haut, qui s'accroît progressivement avec l'abaissement de l'objet. En même temps, la cornée gauche s'écarte un peu en dehors à cause de l'action isolée du trochléateur privé de son muscle associé. C'est de la même source que découle aussi un mouvement rotatoire qui, bien que plus faible que lors de l'estimation de la mobilité absolue, peut néanmoins être constaté ordinairement, à l'aide des vaisseaux conjonctivaux et de l'iris. Pour la direction du regard à droite, la limite des déviations est située un peu plus bas que dans le plan médian, et les déviations elles-mêmes sont relativement plus faibles; pour le regard à gauche, c'est l'inverse. La divergence diminue d'une façon continue du plan médian vers la gauche ; vers la droite, cela ne se produit pas aussitôt, mais on l'observe toutefois lorsque l'adduction de l'œil gauche atteint un degré un peu élevé. La déviation secondaire de l'œil droit est dirigée en bas et en dehors, et pendant les mouvements de latéralité elle se modifie conformément aux lois d'association.

La *diplopie* commence à la limite que nous avons indiquée pour les déviations. L'image de l'œil gauche est située au-dessous de celle de l'œil droit, et au fur et à mesure que le plan visuel descend davantage, cette image s'abaisse de plus en plus. A la divergence qui s'ajoute ici correspond un croisement des images ; au mouvement rotatoire positif anormal correspond une rotation apparente de l'image de l'œil gauche vers la gauche, dont le degré, pour des objets horizontaux, s'harmonise avec celui du mouvement rotatoire lui-même, et qui, pour des objets verticaux situés dans le plan médian, est encore plus sensible par les raisons que nous avons indiquées page 153. Lorsque le plan visuel reste dans le même état, la différence de hauteur des images augmente vers la gauche et diminue vers la droite. Le croisement persiste ou s'accroît même légèrement lors de petits déplacements latéraux vers la droite, mais il diminue pendant l'adduction prononcée de l'œil gauche ; il disparaît au contraire vers la gauche, et peut même pour l'abduction forcée faire place à un léger état homonyme. L'inclinaison d'objets horizontaux augmente régulièrement vers la droite, et diminue vers la gauche ; celle d'objets verticaux montre au contraire des modes de production analogues à ceux que nous avons décrits dans la paralysie du droit supérieur (Voy. p. 153).

Nous devons encore faire remarquer que l'image de l'œil gauche étant la plus inférieure, semble au malade être plus rapprochée de lui, parce que la projection a généralement lieu vers le sol.

Les prismes correcteurs doivent être tenus devant l'œil gauche, avec leur sommet dirigé en haut. Suivant la direction de l'objet et suivant la divergence qui s'y rattache, il faut donner à la fois au sommet du prisme une direction accessoire vers la gauche. Naturellement les prismes ne corrigent pas directement l'inclinaison des images, mais ils peuvent néanmoins servir indirectement au rétablissement de la vue simple en donnant lieu, par le rapprochement des images, au développement plus large de la *fusion ro-*

tatoire, si je puis m'exprimer ainsi, c'est-à-dire à la production volontaire plus étendue de rotations émancipées des lois de l'association.

PARALYSIE INCOMPLÈTE DU MUSCLE DROIT INFÉRIEUR DU CÔTÉ GAUCHE.

Mobilité absolue. — L'œil gauche peut être porté en rotation inférieure autour de l'axe transversal, sans qu'il puisse cependant atteindre la limite physiologique ; aussi voit-on des mouvements dans des degrés un peu prononcés de paralysie, survenir des mouvements rotatoires positifs intercurrents. Dans le mouvement latéral à gauche, le défaut d'abaissement se fait plus fortement sentir que dans le mouvement latéral à droite, de telle sorte que pour les degrés de paralysie les plus faibles il ne subsiste qu'un rétrécissement du champ de mobilité à gauche et en bas, qui se fait sentir lorsqu'on fait la comparaison avec l'œil droit. L'anomalie de projection, le vertige, le port de la tête lors de l'usage exclusif de l'œil gauche, se comportent comme dans la paralysie complète, seulement ils sont plus faibles.

Rapport des deux yeux de l'un à l'autre. — Lorsque dans le plan médian, l'objet a atteint un certain abaissement au-dessous de l'horizontale, dépendant du degré de la paralysie, l'œil gauche reste en route en haut, et à cette déviation en hauteur qui augmente progressivement vers la partie inférieure, se rattache à la fois un peu de divergence. Bien que le mouvement rotatoire anormal ait lieu, il est rare de le constater objectivement lors de l'emploi simultané des deux yeux. La nature des déviations dans les mouvements latéraux est la même que dans la paralysie complète. Il en est de même de la déviation secondaire de l'œil droit et de la diplopie, qui, bien que sa limite tombe ici fortement vers la partie inférieure, n'en reste pas moins suffisamment gênante, parce que, de toutes les directions de l'axe optique, celle en bas est la plus employée pour la marche, la lecture et les principales occupations.

Les prismes, pour réunir les images doubles, doivent être employés de la même façon que dans la paralysie complète; ils ne corrigent pas non plus ici l'inclinaison directement, mais on peut encore constater, dans ces cas, de quelle façon l'étendue de fusion s'étend peu à peu au delà des limites physiologiques telles qu'elles existent pour les mouvements rotatoires. A l'aide de prismes qui corrigent exactement les écartements en hauteur et les latéraux, on voit la volonté triompher d'abord d'inclinaisons de 3 à 4 degrés, plus tard d'inclinaisons de 8 à 10 degrés. Par l'emploi méthodique de ces prismes, il peut arriver que les inclinaisons finissent par se comporter contrairement à ce qu'on avait calculé, et il en est du reste de même de tout le groupe des symptômes. Cela tient précisément à ce que les mouvements oculaires sont devenus différents pendant la mise en jeu de ces conditions.

PARALYSIE DU DROIT INFÉRIEUR DU CÔTÉ GAUCHE, AVEC TROUBLE DE L'ÉQUILIBRE DES ANTAGONISTES (CONTRACTURE DU DROIT SUPÉRIEUR).

La diminution de la *mobilité absolue* est la même que

dans la paralysie pure de même degré ; mais la limite des déviations empiète sur la partie supérieure du champ de mobilité. Suivant le degré du trouble d'équilibre, on observe, déjà même quand le plan visuel est horizontal, un strabisme supérieur plus ou moins fort, qui, d'autre part, augmente plus ou moins vers la partie inférieure, suivant le degré de la paralysie. Si la limite de la déviation n'atteint pas encore partout la périphérie supérieure du champ de mobilité, on observe que, comme pour les paralysies simples, cette limite s'élève vers la gauche et s'abaisse vers la droite. De toute façon, on peut toujours démontrer l'augmentation des déviations en hauteur vers la gauche. Dans le segment inférieur du champ visuel, l'œil gauche diverge et cette divergence obéit, pendant les mouvements latéraux, aux mêmes lois que dans la paralysie simple. Elle disparaît au contraire vers la partie supérieure, et, par suite de la prépondérance du droit supérieur sur l'oblique inférieur, elle peut même y faire place à une légère convergence, si la disposition qui se montre pendant le regard en haut ne finit pas par décider la divergence.

La *diplopie* obéit aux mêmes lois que les déviations et s'étend jusque dans la partie supérieure du champ visuel. Partout l'image de l'œil gauche est placée plus bas, et cette différence de hauteur, qui s'accroît vers la gauche et diminue vers la droite, s'accroîtra encore ici plus ou moins suivant le degré de la paralysie, vers la périphérie inférieure du champ visuel. De plus, les images sont distinctement croisées vers la partie inférieure, elles le sont moins vers la partie supérieure et peuvent même y être légèrement homonymes. L'image de l'œil gauche est inclinée en sens négatif. L'inclinaison continue à se faire sentir également dans la partie supérieure du champ visuel, parce qu'ici la prépondérance du droit supérieur sur l'oblique inférieur motive un mouvement rotatoire positif.

CHAPITRE V

PARALYSIE DU MUSCLE OBLIQUE SUPÉRIEUR.

CARACTÈRES PRINCIPAUX : Léger rétrécissement du champ de mobilité en bas et en dehors ; léger strabisme en dedans et en haut lors de l'abaissement de l'objet ; accroissement de la déviation en hauteur, du côté de l'œil sain ; images doubles placées l'une au-dessus de l'autre, et homonymes dans la moitié inférieure du champ visuel, et dont la différence de hauteur augmente du côté de l'œil sain, tandis que du côté de l'œil malade, se montre de l'inclinaison de ces images.

PARALYSIE COMPLÈTE DE L'OBLIQUE SUPÉRIEUR DU CÔTÉ GAUCHE.

La *mobilité absolue* est bien moins troublée ici que dans les paralysies des muscles droits, de telle sorte qu'il faut un examen attentif pour en démontrer le défaut. Bien que la coopération de l'oblique supérieur soit nécessaire pour les positions physiologiques de l'œil dans toute la moitié inférieure du champ visuel, l'abaissement extrême aussi bien que n'importe quelle position intermédiaire en bas et en dehors, ainsi que bon nombre de positions intermédiaires en bas et en dedans, peuvent encore être atteintes, d'après un mode contraire à la physiologie, à l'aide de mouvements rotatoires combinés d'autres muscles dont la volonté dispose lors de l'action isolée d'un seul œil.

Par exemple, à l'abaissement extrême coopèrent alors les muscles droit inférieur et droit externe. L'axe transversal autour duquel s'opère l'abaissement physiologique est alors abandonné, par cela que le mouvement rotatoire répondant au premier de ces muscles ne se trouve plus neutralisé. La même combinaison vicariante est mise en usage pour les positions intermédiaires en bas et en dehors, de manière que les mouvements rotatoires physiologiques dirigés dans le sens négatif pour de telles positions de l'œil gauche, se trouvent accrus. De plus, pendant un fort abaissement, une adduction modérée peut être atteinte à l'aide d'une contraction du droit inférieur, soit isolée, soit combinée à une faible action simultanée des muscles latéraux, acte pendant lequel les mouvements rotatoires physiologiques, positifs dans ce sens pour l'œil gauche, deviennent inverses ou restreints. Enfin, un léger abaissement pendant une direction marquée vers la droite peut être obtenu, avec la même modification des mouvements rotatoires, par une action combinée du droit interne et du droit inférieur.

Lors d'abaissements encore plus étendus, lorsque le regard est en même temps fortement dirigé encore plus à droite, l'action de l'oblique supérieur devient indispensable même si lors de l'usage exclusif de l'un des yeux, il est donné la plus grande latitude possible à l'écart de la loi des mouvements rotatoires. Nous avons dit plus haut (p. 110) que quand l'adduction augmente, la coopération à l'élévation que fournissent les muscles de la deuxième paire devient de plus en plus petite, tandis que celle des obliques augmente de plus en plus. Par conséquent l'angle inférieur interne du champ visuel n'est accessible qu'avec l'aide de l'oblique supérieur. Tout effort du droit inférieur combiné à la contraction du droit interne ne peut écarter que modérément la ligne visuelle de la position sagittale suivant la diagonale dirigée en bas et en dedans, et pas à beaucoup près, jusqu'à la limite normalement accessible. On peut s'assurer par différentes voies du rétrécissement du champ de mobilité qui résulte ainsi de la paralysie de l'oblique supérieur ; soit que, dans une position fortement dirigée à droite on fasse descendre l'objet à partir de l'horizontale, et qu'on détermine l'abaissement extrême pour lequel la fixation peut être maintenue ; soit que l'on promène un objet de fixation autour du cadre physiologique du champ de mobilité, action pendant laquelle l'œil a à exécuter, dans la fente palpébrale, un mouvement circulaire correspondant. S'il faut pendant cela que l'œil passe petit à petit de l'abaissement extrême à la direction extrême vers la droite, cela n'a pas lieu dans l'échancrure normale ; mais au contraire, l'œil, après avoir suivi le cadre du champ visuel encore dans une certaine étendue voisine de l'abaissement extrême, passe, par l'entremise d'une voie semblable à la corde d'un arc qui coupe pour ainsi dire l'angle correspondant du champ visuel, directement à une position d'abaissement déjà fort voisine de l'adduction extrême. Il se passe là exactement le même phénomène que celui que nous avons constaté dans l'angle externe inférieur, dans la paralysie du droit inférieur, avec cette différence seulement, que le rétrécissement pour l'oblique est moins étendu. L'observation de la marche sautillante particulière qu'effectue l'œil malade pendant qu'on promène ainsi l'objet fixé, est d'autant plus importante, qu'on manque précisément d'une détermination quantitative exacte du défaut de mobilité vers la périphérie inféro-interne du champ visuel à cause de l'obstacle qu'y apporte l'extrémité du nez. La comparaison avec l'autre œil finit par placer notre conviction, dans le sens désiré, sur des bases solides.

La *projection* erronée se montre dans la moitié inférieure

du champ visuel et principalement quand l'objet est tenu vers la droite. Elle est ici assez directement dirigée en bas; avec la diminution de la direction vers la droite, elle devient moins excursive et le malade cherche à atteindre au-dessous et en même temps un peu en dehors de l'objet de fixation. Le sentiment de vertige qui se rattache à cela est évité par le malade, en ce qu'il porte la tête en rotation en avant et à droite autour d'un axe dirigé de droite à gauche et légèrement de haut en bas.

Rapport des deux yeux de l'un à l'autre. — Si l'objet vient à être abaissé de la périphérie la plus supérieure du champ de mobilité dans le plan médian vers la partie inférieure, il se produit une légère déviation de l'œil gauche au voisinage de l'horizontale ou même déjà légèrement au-dessus de celle-ci. Néanmoins cette déviation, jusqu'à ce que l'abaissement de l'objet ait atteint un degré assez élevé, reste tellement minime, qu'elle ne se laisse découvrir que par un examen très-attentif de la rotation de mise en position pendant qu'on couvre l'œil droit. Comme précisément cette rotation de mise en position se montre dirigée en bas et en dehors, il en résulte que la déviation elle-même était dirigée en haut et en dedans. Cette déviation augmente au voisinage de la périphérie inférieure du champ visuel et conserve toujours en même temps sa direction oblique en haut et en dedans. Le maximum qu'elle atteint, reste constamment au-dessous du degré que l'on observe dans les paralysies complètes des muscles droits ; il atteint à peine 3/4 de ligne à une ligne. Ceci s'explique par la faible contribution qu'apporte l'oblique supérieur à l'abaissement simple comparativement au droit inférieur avec lequel il coopère.

L'objet est-il fortement porté vers la droite et progressivement abaissé de haut en bas, la déviation de l'œil gauche se montre déjà dans un point plus élevé que cela n'avait lieu dans le plan médian, environ au moment où l'objet est tenu à 15 degrés au-dessus de l'horizontale. De plus, au fur et à mesure que l'abaissement se prononce davantage, la déviation devient plus apparente que dans le plan médian, de telle sorte que nous estimons déjà, avant d'avoir fait l'expérience exacte de la fixation alternante, que l'œil gauche est atteint d'un notable strabisme. Enfin, lors d'un examen attentif, c'est-à-dire en contrôlant la rotation de mise en position, on observe que les déviations ont perdu la direction accessoire convergente qu'elles présentaient dans le plan médian, et qu'elles sont purement ou presque purement dirigées en haut. Pour l'abaissement extrême de l'objet tenu vers la droite, cette déviation tend à atteindre une ligne et demie et même au-delà.

L'objet vient-il enfin à être tenu vers la gauche et à être progressivement abaissé depuis la périphérie supérieure du champ de mobilité, les déviations se montrent encore un peu plus tard que dans le plan médian, d'ordinaire seulement au-dessous de l'horizontale. Elles restent toujours faibles, même jusqu'au voisinage de la limite la plus inférieure du champ de mobilité et disparaissent en réalité lorsque le point de fixation est fortement porté sur la gauche. Dans le point où, à l'aide de l'excédant de la déviation secondaire, elles se laissent encore démontrer, leur direction reste, à l'exception de l'angle inférieur gauche du champ de mobilité, dirigée en haut et en dedans. La quantité de convergence, en revanche, se modifie un peu, et comparativement à la déviation totale, augmente légèrement lors d'une direction modérée vers la gauche.

La *déviation secondaire* de l'œil droit pendant la direction latérale positive est sensiblement dirigée directement en bas et montre notamment ici une prépondérance marquée sur la déviation primaire ; dans le plan médian et lors d'une légère direction vers la gauche, elle est dirigée en bas et en dedans.

Les phénomènes que nous venons de décrire s'expliquent directement par l'action du muscle. Quand la direction vers la droite augmente, l'axe transversal du globe oculaire se rapproche de plus en plus de l'axe de rotation des obliques ; d'où il résulte que lorsque l'adduction atteint les environs d'un angle de 55 degrés, l'effet de l'oblique supérieur ne portera presque exclusivement que sur l'axe transversal de l'œil, c'est-à-dire qu'il deviendra purement abaissant. Par conséquent, à cette position se rattache, lors de l'existence d'une paralysie, une simple différence de hauteur. Au contraire, lorsque la direction vers la gauche augmente, la ligne visuelle se rapproche de plus en plus de ce même axe de rotation, et lorsque l'abduction atteindra un angle de 35 degrés, l'effet de l'oblique supérieur se réduira à un simple mouvement rotatoire. Entre ces positions d'adduction maxima et d'abduction prononcée, et d'après cela aussi dans la ligne médiane, l'oblique supérieur gauche accomplit donc une abduction de la ligne visuelle, et une élévation négative accompagnées de mouvements rotatoires positifs. D'après cela, il se produira également dans toutes ces positions, en dehors de l'anomalie du mouvement rotatoire qui ne peut être constaté qu'à l'aide de la diplopie dans les paralysies de ce muscle, une adduction et une élévation anormales.

C'est encore le fait que, lors de l'adduction, les déviations s'étendent d'une façon assez notable dans la partie supérieure du champ visuel, qui mériterait une explication spéciale. Nous avons mentionné, il est vrai, de semblables faits dans les paralysies des muscles de la première et de la deuxième paires; cependant nous devons convenir que la prédominance régulière des déviations sur la ligne d'équilibre présumée, est beaucoup plus marquée dans la paralysie du trochléateur que là. L'explication pourrait néanmoins être analogue : l'état d'élévation de la ligne visuelle, lorsque l'adduction est très-marquée, est principalement régularisé par les obliques et l'on peut admettre, puisque précisément ces positions sont principalement employées pendant l'acte de l'accommodation, que déjà au niveau de l'horizontale, de fortes résistances des deux obliques antagonistes sont établies, et que lorsque l'horizontale est abandonnée, une résistance de quelque valeur réside encore, pendant une certaine étendue, dans le muscle allongé. D'après cela, l'annulation de cette résistance dans la paralysie fournira une supériorité du côté de l'antagoniste sur un terrain assez étendu.

Dans les déviations relativement petites, la *diplopie* est ici d'une importance double. Celle-ci se montre en général dans la partie inférieure du champ de mobilité, cependant sa limite s'élève conformément aux déviations, notablement au-dessus de l'horizontale vers le côté droit, tandis que vers la gauche elle s'abaisse au contraire d'une certaine quantité au-dessous de l'horizontale; à cette direction de la limite de la diplopie, correspond aussi le maintien de la tête que le malade adopte lors de l'usage simultané des deux yeux et qui a déjà été indiqué lors de la description de la mobilité absolue. Par là, le malade porte dans le quart supérieur et externe de son champ visuel, dans lequel la vue simple est la plus assurée, les objets placés directement devant lui. Ce port de la tête est d'autant plus caractéristique, que l'utilisation de la partie du champ visuel en question est tout à fait inhabituelle et que nous ne la rencontrons jamais dans les nombreuses différences individuelles.

Examinés de plus près, les caractères de la diplopie sont les suivants : l'image de l'œil gauche, excepté lorsque l'objet est tenu dans une position tout à fait forcée dans l'angle inférieur gauche du champ visuel (1), est placée plus bas que celle de l'œil droit. Dans la ligne médiane se montrent à la fois une disposition homonyme et une légère obliquité en raison de laquelle les images doubles d'un objet vertical convergent vers la partie supérieure et divergent vers l'inférieure. Si dans le segment inférieur du champ visuel, l'objet est porté du plan médian vers la gauche, l'écartement latéral et la différence de hauteur des images doubles diminuent, le premier cependant d'une façon moins rapide que la dernière au début de l'abduction. L'un et l'autre finissent par disparaître, tandis que la rotation apparente en sens positif de l'image appartenant à l'œil gauche, s'accuse d'une façon encore plus frappante que dans le plan médian. L'objet est-il au contraire porté vers la droite, alors on observe une notable augmentation de la différence de hauteur, par laquelle l'écartement des images atteint ici son maximum relatif, tandis que l'inclinaison des images s'efface et lors d'adduction plus marquée leur écartement s'efface aussi de même. Les images de la flamme d'une bougie tendent sensible-

(1) Nous avons déjà dit plus haut que, pour cette position, l'oblique supérieur détermine même une élévation positive. En dehors de cela, lorsque dans une anomalie considérable de l'inclinaison des méridiens, il subsiste encore un peu de convergence, et que la ligne visuelle gauche est légèrement élevée, l'image de l'œil gauche peut être néanmoins projetée à la même hauteur ou même un peu plus haut que celle de l'œil droit. Comme précisément à cause de cette inclinaison du méridien, le plan visuel atteint dans le segment nasal de la rétine dans lequel, lors de convergence, tombe l'image, des points qui sont projetés relativement plus haut que le point visuel de l'œil gauche, il ne s'agira que de savoir si le restant de l'élévation de la ligne visuelle se trouve compensé ou même dépassé par cette circonstance.

ment, vers l'angle inférieur droit du champ de mobilité, à se placer dans une même verticale. Cette dernière disposition persévère lorsque l'objet, de l'angle inférieur droit du champ visuel, s'élève peu à peu; seulement la différence de hauteur diminue progressivement et, lorsque l'élévation au-dessus de l'horizontale, devient suffisante, elle fait place, ainsi que nous l'avons déjà indiqué, à la vue simple.

Un phénomène qui se montre très-sensiblement ici, c'est la position plus rapprochée apparente de l'image double du côté gauche. Il résulte, comme dans la paralysie du droit inférieur, de la projection sur un plan horizontal placé au-dessous de la hauteur des yeux, comme, par exemple, le plancher de la pièce (1).

Pour expliquer la diplopie, nous pouvons nous appuyer sur ce qui a été dit à propos des déviations ; toutefois il convient d'ajouter un mot sur l'inclinaison des images. Le mouvement rotatoire en sens négatif sur lequel la diplopie repose, ne peut pas, à cause de son degré restreint et à cause de la conservation presque intacte de la mobilité de la ligne visuelle, être démontré objectivement ; mais sa déduction saute aux yeux. Pour l'abaissement simple, l'oblique supérieur neutralise le mouvement rotatoire négatif qui répond à l'action isolée du droit inférieur, et il faut, dès que l'action du premier muscle cesse, que ce mouvement rotatoire se fasse jour. Dans les positions intermédiaires, à droite et en bas, il se produit à l'état physiologique un mouvement rotatoire positif. Pour la production de celui-ci, plus l'adduction augmente et plus l'oblique supérieur devient inactif en ce que son action tombe de plus en

(1) Je crus autrefois devoir donner de ce fait, encore une autre explication, mais par les observations contradictoires de Fœrster et d'Alfred Graefe, je me suis convaincu qu'en modifiant convenablement la surface de projection, le phénomène disparaît. Il semble toujours, que l'inclinaison indiquée rend la correction du jugement plus difficile à cet égard, vu que les malades s'aperçoivent mieux de l'illusion du côté droit, malgré l'accroissement de la différence de hauteur de ce côté.

plus dans le sens de l'axe transversal de l'œil. Ce mouvement rotatoire se rattache alors bien plus à la prépondérance de l'interne dont l'action, lorsqu'elle se rattache à une élévation négative, détermine un mouvement rotatoire positif, de la même façon que dans l'élévation positive elle détermine un mouvement rotatoire négatif. Il résulte de là que le manque d'action de l'oblique supérieur, dans cette position, a peu d'influence sur le mouvement rotatoire qui lui appartient, et par conséquent sur le parallélisme d'images verticales. Dans les positions intermédiaires à gauche en bas, nous rencontrons à l'état normal, un mouvement rotatoire négatif. Il appartient en majeure partie à l'excès d'action du droit externe lorsque celle-ci se fait sentir lors d'abaissement du regard. Mais néanmoins l'oblique supérieur qui coopère à ces positions, doit, même s'il ne fonctionne qu'avec un faible degré de force, agir relativement assez énergiquement contre ce mouvement rotatoire à cause de la position de son axe de rotation. Par conséquent, lorsque son action vient à manquer, l'augmentation en sens négatif, c'est-à-dire dans le sens du droit externe, doit être sensiblement accrue.

Comme l'écartement latéral des images doubles est assez faible dans toutes les positions, l'obliquité des projections, perpendiculaires au plan visuel sur une surface verticale, devient aussi moins sensible. Comme du reste les projections, dans la moitié inférieure du champ de vision, s'inclinent en sens positif de droite à gauche, cette inclinaison fait augmenter les obliquités directement produites par la paralysie. L'image d'une ligne horizontale doit évidemment paraître plus bas, à cause de l'élévation de la ligne visuelle gauche, mais son extrémité gauche s'élève, et même si la ligne est assez longue, elle peut se croiser avec l'image de l'œil droit.

Les prismes devant servir à la réunion des images doivent naturellement être placés de différentes façons, suivant les changements de positions. La direction à droite réclame l'emploi des plus forts, et il faut les tenir à peu près droits, le sommet dirigé en haut. Comme l'inclinaison des images est ici sensiblement la plus faible, la fusion des images tend aussi à réussir de la façon la plus parfaite. Le regard se dirige-t-il dans la partie inférieure du champ visuel, de plus en plus vers la ligne médiane, ou vient-il même à la dépasser, il faut alors donner au sommet du prisme une inclinaison accessoire en dedans de plus en plus marquée. Les exigences, par rapport aux différences de hauteur et aussi par rapport aux écartements latéraux, diminuent à la vérité, mais en revanche, la fusion complète devient de plus en plus difficile à cause de l'augmentation de l'inclinaison. En général, le champ de correction des prismes, à cause des changements continuels dans les différences de hauteur et dans les inclinaisons, est presque égal à zéro, de sorte que tels prismes qui corrigent de la façon la plus parfaite possible, pour une position déterminée, laisseront de nouveau apercevoir des différences dans les images pour une position voisine de celle-là. Leur emploi se heurte ici à la fois contre les deux conditions les plus défavorables à l'étendue de fusion, c'est-à-dire les différences de l'élévation et des mouvements rotatoires. Dans d'anciennes affections, nous voyons à la vérité le pouvoir volontaire s'accroître dans ces deux directions, et il fournit alors un puissant aide à l'action des prismes.

PARALYSIE INCOMPLÈTE DE L'OBLIQUE SUPÉRIEUR GAUCHE.

La *mobilité absolue* montre à peine ici de trouble notable, si ce n'est que dans un degré relativement prononcé de paralysie, on peut encore découvrir dans l'angle inférieur droit du champ de mobilité un reste de cette restriction que nous avons décrite dans la paralysie complète. Les *déviations*, elles aussi, lors de l'usage simultané des deux yeux réclament une observation attentive. Vers la gauche et même dans la ligne médiane, les rotations de mise en position révèlent souvent de si faibles oscillations, que nous restons en doute sur leur signification. Ce n'est qu'en bas et à droite que, même dans une paralysie peu accusée, il tend à subsister encore un reste apparent de différence de hauteur. De tous les signes objectifs, il ne subsistera donc à peine qu'un léger strabisme sursumvergent de l'œil gauche, dans la section droite de la moitié inférieure du champ de mobilité. La *diplopie* n'en fournira qu'une preuve d'autant plus indispensable. La façon dont elle se comporte, que nous n'avons pas besoin de rappeler, reste, malgré le faible écartement des images, très-caractéristique en ce qu'il n'existe qu'une étendue de fusion limitée, aussi bien dans le sens de l'élévation que dans celui des mouvements rotatoires. D'après cela, il suffit donc, pour qu'on puisse diagnostiquer une paralysie incomplète du trochléateur du côté gauche, de constater, dans la moitié inférieure du champ de mobilité, une diplopie dans laquelle, vers la droite, l'image de l'œil gauche s'abaisse au-dessous de celle de l'œil droit, tandis que vers la gauche elle acquiert une obliquité en sens positif. Les écartements latéraux des images s'effacent un peu plus que les signes ci-dessus indiqués, par l'action des tendances latérales à la fusion, surtout lorsque la durée de l'affection se prolonge.

PARALYSIE DE L'OBLIQUE SUPÉRIEUR GAUCHE AVEC TROUBLE SECONDAIRE DE L'ÉQUILIBRE DE L'ANTAGONISTE (CONTRACTURE DE L'OBLIQUE INFÉRIEUR).

Tandis que le défaut de *mobilité absolue* et les phénomènes secondaires qui en dépendent sont ici les mêmes que dans la paralysie simple, les déviations se propagent de plus en plus, lors de l'usage simultané des deux yeux, dans la moitié supérieure du champ de mobilité. Le domaine des déviations acquiert par là des limites encore plus tranchées d'en haut à droite à en bas à gauche, de telle sorte que l'angle supérieur droit du champ de mobilité appartient déjà tout entier au terrain des déviations, alors que l'angle supérieur gauche est encore complétement libre. Le degrédes déviations en général, et en particulier des différences de hauteur, augmente vers la droite. De là résulte, lorsque le regard est porté à droite, un notable strabisme sursumvergent, qui, suivant qu'il subsiste un reste plus ou moins accusé de paralysie, augmente plus ou moins vers en bas. Lorsque le regard est dirigé à gauche, les déviations deviennent extrêmement petites, de telle sorte qu'il est extrêmement difficile de les y démontrer.

Le diagnostic se fait aussi à l'aide de la *diplopie*. Vers la droite, on constate des images doubles sensiblement situées au-dessus l'une de l'autre, présentant des écartements encore plus grands que dans la paralysie simple, l'image de l'œil gauche au-dessous de celle de l'œil droit, et s'en rapprochant imparfaitement lors de l'élévation de l'objet fixé. Il ne peut pas en être autrement, si l'oblique inférieur qui détermine principalement l'élévation dans le quart supéro-externe du champ de vision, se trouve dans un état de tension exagérée. Vers la gauche, la différence de hauteur, de même que dans la paralysie pure, diminue de plus en plus, tandis que les obliquités, toujours positives pour l'image de l'œil droit, se propagent du segment gauche et interne dans le segment gauche et supérieur, quoique d'une façon diminuée. Ceci résulte de ce que la tension de l'oblique inférieur réagit principalement contre le mouvement rotatoire positif, qui est principalement provoqué ici par le droit externe. A l'inverse des différences de hauteur et des obliquités, les écartements latéraux, quelque faibles qu'ils soient, se renverseront dans la moitié supérieure du champ de vision, vu que la prépondérance de l'oblique inférieur sur le droit supérieur prédispose à la divergence. Cette prédisposition se trouve encore appuyée par la tendance à la divergence, lors d'élévation du plan visuel.

Le champ d'action de la correction à l'aide des prismes, atteindra ici son maximun dans la moitié droite du champ de mobilité à cause des rapports, relativement constants, seulement il faut que la force des prismes à réfraction verticale en bas augmente en conformité avec le trouble de l'équilibre de l'antagoniste. Dans la direction latérale, le champ d'action de la correction restera minime, parce qu'ici les exigences, à cause de la diminution des différences de hauteur et l'augmentation des inclinaisons, se modifient trop rapidement.

CHAPITRE VI

PARALYSIE DU MUSCLE OBLIQUE INFÉRIEUR.

TRAITS PRINCIPAUX : Léger rétrécissement du champ de mobilité en haut et en dedans ; léger strabisme en dedans et en bas lors de l'élévation de l'objet ; augmentation de la déviation en hauteur du côté de l'œil sain ; images doubles au-dessous l'une de l'autre et légèrement homonymes dans la moitié supérieure du champ visuel, et dont la différence de hauteur augmente du côté de l'œil sain, tandis qu'il se montre de l'inclinaison de ces images du côté de l'œil malade.

PARALYSIE COMPLÈTE DE L'OBLIQUE INFÉRIEUR GAUCHE.

Le défaut de *mobilité absolue*, relativement restreint, se montre principalement dans l'angle supérieur droit du champ de mobilité en ce que la ligne visuelle ne peut pas atteindre ici la position extrême, mais se dirige au contraire, dans une voie moins déliée, de l'élévation extrême à la direction extrême à droite (comparez le fait analogue dans la paralysie de l'oblique supérieur, p. 169). En revanche, l'élévation extrême aussi bien que les positions intermédiaires en haut à gauche peuvent être atteintes par des actions musculaires supplémentaires, par la combinaison du droit supérieur avec le droit externe. Projection erronée, dirigée directement en haut lorsque l'objet est tenu en haut à droite ; lorsqu'il est tenu dans la ligne médiane, elle est dirigée en haut à gauche. Rotation de la tête autour d'un axe transversal, s'élevant vers la gauche de telle sorte que le segment inférieur gauche du champ de mobilité soit utilisé de préférence.

Rapport des deux yeux de l'un à l'autre.— Pour un objet s'élevant dans le plan médian, l'œil gauche reste légèrement au-dessous de l'horizontale, et vient à un léger strabisme deorsum et introrsumvergent, qui ne se laisse reconnaître qu'à l'aide d'un examen attentif. Lorsque l'objet est tenu vers la droite, les déviations se montrent déjà à une limite légèrement plus basse, elles deviennent plus évidentes et accusent davantage la direction immédiatement en bas. Vers la gauche, au contraire, les déviations sont excessivement faibles; elles se soustraient aussi, à cause de cela, facilement à la détermination objective, et montrent, tant qu'elles sont démontrables, et en ne tenant pas compte des positions d'abduction forcée, la direction diagonale que nous connaissons pour le plan médian. Lorsque le regard est dirigé à droite, l'œil droit montre une déviation secondaire directement en haut, et lors de direction du regard dans le plan médian, une déviation en haut et en dedans.

La diplopie apparaît au voisinage de la limite des déviations, et est accompagnée de la rotation de la tête que nous avons indiquée être en rapport avec la diminution de la mobilité. L'image de l'œil gauche est située, à l'exception de la position forcée en haut à gauche, plus haut que celle de l'œil droit, en même temps que légèrement écartée en sens homonyme dans le plan médian, et légèrement inclinée à gauche. Vers la droite, la différence de hauteur augmente d'une façon continue, tandis que l'inclinaison, ainsi que l'écartement latéral disparaissent. Vers la gauche, la différence e hauteur et l'écartement latéral diminuent sans cesse, tandis que la rotation apparente s'accuse davantage. L'image de l'œil gauche, lorsque, pendant l'élévation exagérée du regard, la projection se fait vers le plafond de la chambre, est indiquée comme la plus rapprochée. Pour ce qui concerne les caractères de la diplopie, nous n'avons qu'à renvoyer aux rapports en tout analogues qui s'observent dans la paralysie de l'oblique supérieur. De même, la correction à l'aide des prismes est entièrement analogue, en ayant soin toutefois de diriger le sommet de ceux-ci en bas.

PARALYSIE INCOMPLÈTE DE L'OBLIQUE INFÉRIEUR GAUCHE.

Le rétrécissement de l'angle supérieur droit du champ de mobilité n'est plus que faiblement marqué ici. De même, les déviations, lors de l'usage simultané des deux yeux, si le degré de la paralysie est faible, peuvent échapper à l'examen objectif. La découverte de la déviation en hauteur, relativement forte pendant le regard à droite en haut, est encore ce qui s'observe le plus facilement, surtout si l'on fait usage d'une façon convenable de la déviation secondaire. C'est la diplopie qui assure le diagnostic, c'est elle qui, en faisant abstraction de la limite plus élevée et du moindre écartement des images doubles, fournit les mêmes caractères que dans la paralysie complète.

PARALYSIE DE L'OBLIQUE INFÉRIEUR GAUCHE AVEC TROUBLE SECONDAIRE DE L'ÉQUILIBRE DE L'ANTAGONISTE (CONTRACTURE DE L'OBLIQUE SUPÉRIEUR).

Trouble de la *mobilité absolue* semblable à ce qu'il est dans la paralysie pure; en revanche, lors de l'usage simultané des deux yeux, les déviations s'étendent à la moitié inférieure du champ de mobilité avec leur limite toujours dirigée d'à droite en bas vers à gauche en haut. Écartement des images plus grand, mais, en revanche, l'excès de la déviation secondaire sur la déviation primaire relativement plus faible. Les déviations se montrent de la façon la plus frappante vers la droite et occasionnent ici un strabisme deorsumvergent assez pur de l'œil gauche, qui, suivant le degré de la paralysie, augmente vers la partie supérieure. Au voisinage du plan médian, l'excursion des déviations diminue de plus en plus. Des déviations latérales faibles qui s'ajoutent ici aux déviations en hauteur ne sont souvent à constater que par la diplopie. Vers la gauche, les déviations finissent par disparaître.

Les *images doubles* s'étendent d'abord dans la portion droite inférieure du champ de mobilité, et seulement plus tard, lorsque le trouble d'équilibre prend le dessus, dans la portion gauche inférieure. A droite, les images sont situées relativement assez haut au-dessus l'une de l'autre, sans écartement latéral ni inclinaison notable. Dans le plan médian se montre, en même temps qu'une faible déviation en hauteur, un léger degré d'homonymité, lorsque le regard est élevé, absolument comme dans la paralysie pure; si le regard est abaissé au contraire, cet écartement latéral diminue et peut même, à cause de la contracture de l'oblique supérieur, faire place à un certain croisement, à moins que celui-ci ne soit neutralisé par la disposition plus forte à la convergence, coïncidant avec l'abaissement du regard. Vers la gauche, les écartements latéraux et en hauteur des images finissent par disparaître; mais l'obliquité, négative pour l'image de l'œil gauche, est encore plus prononcée que dans la paralysie pure, et se continue, quand bien même ce n'est qu'à un faible degré, dans la moitié inférieure du champ de mobilité, vu que la tension exagérée de l'oblique supérieur, et respectivement sa prépondérance sur le droit externe qui coopère à cette position, diminue le mouvement rotatoire négatif qui doit avoir lieu ici dans l'état physiologique.

REMARQUES TERMINALES

Nous n'avons certes pas besoin de rappeler encore une fois au lecteur que, dans le présent ouvrage, il ne s'agit principalement que d'une *analyse symptomatologique*, ou, si l'on aime mieux, d'un tableau synoptique des troubles résultant des actions musculaires. Nous avons déjà démontré en commençant que, sans qu'il y eût même de complication, les circonstances accessoires reposant sur les fonctions des yeux elles-mêmes peuvent modifier l'aspect des paralysies. Toujours est-il qu'il ne reste, pour arriver à s'entendre, qu'un seul chemin de praticable, celui de circonscrire exactement les groupes caractéristiques de symptômes. C'est à la clinique qu'il appartient ensuite de donner, dans chaque cas en particulier dans lesquels se font remarquer des exceptions, une signification exacte à chacune d'elles. J'espère que, sous ce dernier rapport, les considérations émises dans la partie générale ne sembleront pas tout à fait dépourvues de valeur.

La véritable exposition, au point de vue pathologique, du sujet qui nous occupe devait aussi pour cette fois, où nous ne nous sommes proposé pour tâche que la séméiologie, être écartée de notre objet. Plusieurs des formes de paralysie que nous avons indiquées ne sont presque jamais observées isolément. Ainsi, par exemple, je ne connais point de cas dans lequel se soit présentée une paralysie complète et isolée, soit de l'oblique inférieur, soit du droit supérieur, soit du droit inférieur. Lorsque l'un de ces muscles était en réalité complétement paralysé, il se trouvait aussi d'autres muscles, recevant leur innervation du moteur oculaire commun, compris dans le domaine de la paralysie. En revanche, j'ai plusieurs fois observé, au début ou sur le déclin de paralysies du moteur oculaire commun, et pendant un certain temps, des paralysies incomplètes et isolées de l'un ou l'autre de ces muscles. Au point de vue pathologique, les paralysies du droit externe et de l'oblique supérieur, puisque ces muscles reçoivent leur innervation de nerfs qui leur sont propres ; ces paralysies, dis-je, réclament une description plus complète que celles du droit interne ou de l'oblique inférieur, qui ne sont en général que des phénomènes partiels du tableau plus composé d'une paralysie du moteur oculaire commun. Pour l'exécution de l'œuvre séméiologique, au contraire, celles-ci ont autant de droits que celles-là, et de cette exécution ressortira au moins une connaissance exacte des phénomènes, dont il peut être question dans ce chapitre.

Les matériaux qui peuvent servir au diagnostic différentiel sont contenus tout entiers dans les tableaux des symptômes, mais une partie des caractères indiqués perdent de leur valeur au point de vue plus spécial de la pathologie différentielle. Nous avons déjà exposé, dans la partie générale, que les « *symptômes de contrôle* » qui se rapportent aux modifications des déviations, suivant les positions variables du globe oculaire, et que nous avons en grande partie indiquées dans chaque paralysie en particulier, n'acquièrent de valeur diagnostique qu'alors que les résultats de l'observation, dans les directions principales, sont insuffisants.

Dans les paralysies des muscles latéraux, les circonstances se présentent d'une façon tellement simple, que nous pouvons complétement faire abstraction de ces moyens de contrôle comme, par exemple, dans les phénomènes qui se produisent dans les positions intermédiaires. Il suffit de constater, pour assurer le diagnostic, un défaut de mobilité asymétrique dans le plan horizontal ou une diplopie avec écartement latéral croissant des images qui en dépendent. Il faut seulement être quelquefois circonspect pour délimiter un léger degré de ces paralysies d'avec certains troubles de l'équilibre des antagonistes, notamment d'avec l'insuffisance des droits externes et internes. Ces variétés de strabisme se différentient déjà en partie du strabisme concomitant ordinaire, par cela qu'elles se développent à une période plus avancée de l'existence et, de plus, par cela que les symptômes, ainsi que je l'ai fait observer à plusieurs reprises, par suite de la révélation d'anciennes déviations dynamiques, semblent se montrer tout à coup. Naturellement, un développement si rapide des déviations ou de la diplopie qui en dépend, rappelle le développement d'une paralysie des muscles oculaires, et si enfin les causes déterminantes qui amènent la réalisation des déviations, se trouvent en concordance avec celles de certaines paralysies, si, par exemple, elles se rapportent à une maladie grave avec diminution de l'énergie musculaire, on est exposé à confondre de semblables états avec une légère paralysie des muscles latéraux accompagnée de trouble de l'équilibre des antagonistes.

Un examen très-attentif de l'écartement des images fournira alors une distinction précise. Si l'on vient à faire mouvoir, lors de strabisme relatif en dehors ou en dedans, l'objet fixé dans le terrain de la déviation d'un côté du champ de mobilité à l'autre, les écartements restent égaux ou ne se modifient que d'une très-faible façon vers la périphérie, presque symétriquement pour les deux yeux; tandis que dans les paralysies avec troubles secondaires d'équilibre, un accroissement évident des écartements se fait toujours sentir du côté malade. Mais en second lieu se montre, dans toute la manière d'être de cette forme de strabisme, une dépendance caractéristique des déviations réelles de la distance des objets, qui manque dans les paralysies qu'on pourrait confondre avec elles; par exemple, dans un strabisme convergent relatif il se montrera de loin une déviation de 2 lignes 1/2, tandis qu'en deçà de 8 pouces les deux yeux se mettent en concordance. De même, dans un strabisme divergent relatif, il se montre à une distance de 4 pouces une déviation de 2 lignes 1/2, tandis qu'au delà de 8 pouces il y a fixation binoculaire. Des différences aussi marquées pour les déviations réelles dans l'étendue du plan médian, ne s'observent pas dans les paralysies. De notables différences dans le développement de l'étendue de la fusion sont en connexion intime avec ce qui précède. Dans des paralysies qui persévèrent, cette étendue tend à diminuer continuellement du côté du muscle atteint, de telle sorte que bientôt on ne peut constater qu'une faible influence de ce muscle pour modifier la limite des déviations, par rapport à celle qui répond aux états dynamiques, révélés par les prismes à réfraction verticale. Dans le cas de strabisme divergent relatif, au contraire, on remarque une augmentation anormale de cette étendue de fusion du côté du muscle allongé, qui atteint son maximum au voisinage de la limite de la déviation réelle. Si, par exemple, le point où, dans un strabisme convergent myopique, la déviation commence est situé à 8 pouces, on peut démontrer à 7 pouces 1/2 l'influence d'une étendue de fusion très-prononcée dans le sens des externes, de telle sorte qu'on observe déjà, à cette distance, un strabisme interne dynamique de 1 ligne 1/2, par exemple.

Au point de vue des muscles dont l'action s'exerce en haut ou en bas, le diagnostic différentiel doit se poser, avant tout, le problème de distinguer les affections des muscles droits agissant dans ce sens, de celles des obliques y agissant également. Dans les paralysies isolées, la résolution de ce problème est on ne peut pas plus facile. Si ce sont les muscles droits qui sont atteints, au défaut d'élévation ou d'abaissement se rattache une déviation divergente dans le sens des obliques, qui agissent maintenant isolément; inversement, lorsque ce sont les obliques qui sont atteints, au défaut d'élévation et d'abaissement se rattache une déviation convergente accessoire dans le sens des muscles droits, dont l'action est maintenant isolée. En dehors de cette déviation latérale opposée qui se fait, en général, déjà sentir objectivement, s'ajoute de plus une inclinaison en sens opposé des méridiens, qui ne peut en général être démontrée que par l'examen des images doubles, de sorte que, dans la paralysie d'un muscle droit, le méridien vertical s'incline dans le sens du muscle oblique qui agit ici simultanément et *vice versa.* Subsiste-t-il l'ombre d'un doute, alors les moyens de contrôle que nous obtenons par la position latérale de l'objet fixé, deviennent décisifs; dans les paralysies des muscles droits, les déviations en hauteur augmentent du côté de la tempe, et les inclinaisons du côté du nez; inversement, dans les paralysies des obliques, les différences de hauteur augmentent du côté du nez, tandis que les inclinaisons s'accroissent vers la tempe.

S'il s'agit maintenant d'une affection simultanée d'un muscle droit et du muscle oblique qui agit avec lui, on doit se poser la question de savoir lequel des deux est le plus sérieusement atteint. Cette question se résoud par là que, lorsque la paralysie du muscle droit prédomine, il en résulte une tendance à la divergence déterminée par la prépondérance de l'oblique, et que, dans le cas contraire, il se montre une tendance à la convergence. De plus, l'inclinaison dans la position des images doubles que nous venons de signaler, contribue à la réponse. Dans la première circonstance, c'est-à-dire lors d'écartements latéraux, il faut toujours tenir compte de la disposition naturelle à la divergence qui se montre lors de l'élévation du plan visuel, de telle sorte, par exemple, qu'une très-légère divergence dans cette direction du regard, si l'on ne trouve rien de plus, ne doit pas être rapportée à une paralysie prépondérante du droit supérieur, tandis que la même disposition, lorsque le plan visuel est abaissé, parle à plus forte raison en faveur d'une paralysie prépondérante du droit inférieur. S'il subsiste encore un doute, doute qui peut ne pas être toujours levé par l'examen de l'inclinaison des images, il faut alors recourir aux moyens de contrôle. Par exemple, lorsqu'une légère divergence vers la partie supérieure coexistant avec une restriction de l'élévation dépendrait réellement d'un défaut d'action du droit supérieur, il faudra aussi qu'on observe une augmentation de la déviation en hauteur du côté de la tempe et au contraire sa diminution pendant l'adduction, ainsi que nous l'avons indiqué dans la paralysie du droit supérieur. On comprend naturellement qu'il n'en serait pas ainsi dans le cas où la légère divergence, lors de paralysie égale du droit supérieur et de l'oblique inférieur, dépendrait d'une disposition préexistante, c'est-à-dire d'une disposition à la divergence pendant l'élévation du plan visuel.

Si des paralysies d'égal degré d'un muscle droit et de l'oblique, qui agit avec lui, peuvent se compenser en ce qui concerne le mouvement rotatoire et la direction latérale, leurs effets doivent naturellement s'ajouter pour l'élévation et l'on doit immédiatement considérer un défaut d'élévation sans déviation latérale ni mouvement rotatoire anormaux, comme l'expression d'une semblable association des deux paralysies. Pour la même raison, lorsque deux paralysies de degré inégal de deux muscles coïncideront, il devra y avoir un excès de direction latérale et de mouvement rotatoire, du côté du muscle relativement moins affecté, mais cet excès devra, suivant sa mesure, être dans un rapport très-inférieur au défaut additionné d'élévation et l'on devra, de cette anomalie de rapport, conclure qu'il ne s'agit pas d'une paralysie de faible degré de l'un de ces muscles, mais bien d'une paralysie d'un degré plus élevé et en même temps un peu inégal des deux muscles. Supposons, par exemple, le cas suivant : la ligne visuelle gauche ne peut être élevée que de 10° au-dessus de l'horizontale, en même temps la diplopie est légèrement homonyme et l'image de l'œil gauche montre une rotation apparente négative. On devra conclure de là, sans hésitation, que le droit supérieur est à la fois atteint avec l'oblique inférieur, quoiqu'à un degré moins complet. Car, outre qu'on ne rencontre pas en général un aussi haut degré de défaut d'élévation dans la paralysie isolée de l'oblique inférieur, il faudrait assurément, lors de la paralysie isolée et complète de l'oblique, qu'une prépondérance prononcée de direction latérale et de mouvement rotatoire se fît sentir en faveur du droit supérieur. De même lorsque la ligne visuelle ne peut être élevée que de 15° et qu'on observe en même temps des images doubles croisées avec rotation apparente positive de celle de l'œil gauche, et que ces deux circonstances ne se produisent à la vérité qu'à un très-faible degré, nous devons conclure que de fait le droit supérieur est plus atteint, mais que l'oblique inférieur l'est à la fois par la paralysie. En effet, dans une paralysie prononcée du droit supérieur, telle que nous devrions la supposer pour expliquer le défaut d'élévation, il faudrait que l'excès de direction latérale et de mouvement rotatoire à l'avantage de l'oblique inférieur dans le cas où celui-ci serait intact, il faudrait, dis-je, que cet excès fût bien plus accusé. Ces différenciements sont surtout importants pour l'abaissement, lorsqu'il s'agit dans une paralysie du moteur oculaire commun d'exclure en même temps une paralysie simultanée du trochléateur ou de la démontrer. On comprend sans peine que ce différenciement puisse être d'une haute importance pour le diagnostic du mal fondamental.

Les troubles de l'équilibre de l'antagoniste qui se développent après des paralysies des muscles de la deuxième et de la troisième paire, conduisent à des formes de strabisme supérieur et inférieur qui peuvent devenir le sujet d'un diagnostic différentiel. Aussi longtemps qu'il subsiste un notable reste de la paralysie, on pourra se procurer, à l'aide de sa découverte et de son analyse, la décision désirée ; mais lorsque ce reste est totalement ou presque totalement disparu, on doit chercher les points de repaire dans la forme de strabisme qui subsiste. Un point important pour cela nous est fourni par cette circonstance que le strabisme en haut ou en bas, qui succède comme état consécutif à la paralysie du droit inférieur ou du droit supérieur, se montre lors de l'abduction, tandis qu'au contraire la déviation en hauteur qui se rattache à la paralysie des muscles obliques se fait sentir dans l'adduction. En dehors de cela, les déviations accessoires fourniront également des signes utiles ; dans le strabisme supérieur qui succède à la paralysie du droit inférieur, on observe, lors de l'abaissement du plan visuel, une tendance à la divergence et, au contraire, plutôt une certaine tendance à la convergence lors de son élévation. Inversement, dans le strabisme en haut dépendant d'une paralysie de l'oblique supérieur, on trouve en haut de la divergence, en bas de la convergence ; dans le strabisme inférieur dépendant d'une paralysie du droit supérieur, on trouve en haut de la divergence et en bas de la convergence, tandis que pour le strabisme en bas dépendant d'une paralysie de l'oblique inférieur, on observe l'inverse. Enfin, lorsque la vision binoculaire est conservée, l'inclinaison de l'image qui, pour l'œil gauche dans le strabisme en haut ou en bas dépendant des muscles droits, est négative ou positive et qui, dans le strabisme en haut ou en bas dépendant des obliques, est positive ou négative, fournit encore un signe différentiel. Naturellement il n'existe pas entre le strabisme consécutif à une paralysie des muscles élévateurs ou abaisseurs, quand une fois la paralysie a complétement disparu, et entre le trouble d'équilibre primitif de ces mêmes muscles, de différences séméiotiques, absolument comme dans le strabisme latéral.

Dans le strabisme en haut, consécutif à la paralysie du trochléateur, et dans le strabisme en bas, consécutif à la paralysie du droit supérieur, on rencontre du reste une forme de mouvement des yeux dont le type se rencontre à un degré moins marqué dans l'état physiologique de beaucoup d'yeux, et qui a pour effet de porter pendant l'adduction l'œil en haut et pendant l'abduction de le porter en bas. Nous avons déjà fait remarquer (voy. p. 58) que cette tendance particulière dans les positions dynamiques, supprimée par la tendance à la vue simple, tant qu'un acte binoculaire physiologique se fait sentir, atteint, dans les troubles prolongés les plus divers de la fixation binoculaire, un développement plus considérable, qui pourrait motiver des confusions diagnostiques entre les formes de strabisme dont il est question ici et certaines formes de strabisme convergent ou divergent de date ancienne et pour ainsi dire dégénérées. Mais en revanche, en dehors du degré plus apparent dans lequel les différences de hauteur se montrent comparativement aux autres déviations, les moyens de contrôle qui ont été énoncés plus haut assureront le diagnostic.

Le diagnostic des paralysies combinées offre un terrain extraordinairement étendu et qui ne peut être utilisé avec fruit que par l'analyse clinique. L'examen de la mobilité absolue vient se placer ici, par rapport aux autres signes, sur le premier plan parce que ces derniers peuvent, dans de certaines circonstances, se détruire entre eux. C'est ainsi que la divergence et la diplopie croisée qui en dépend disparaissent, lorsqu'à la paralysie du droit externe sur l'un des yeux vient se joindre une paralysie du droit externe sur l'autre. A plusieurs reprises, j'ai vu dans ces circonstances les malades se laisser aller à un espoir trompeur de guérison parce qu'il ne subsistait en réalité des troubles fonctionnels, lorsque les deux paralysies étaient devenues de même degré, que le rétrécissement du champ visuel vers l'un des côtés, rétrécissement dont l'influence était facile à éviter à l'aide d'une rotation de la tête. Mais l'examen de la mobilité absolue montrait clairement que loin d'y avoir amélioration, il s'agissait bien plutôt d'une notable extension de la maladie.

Pour l'élévation et l'abaissement même dans des formes de paralysie *symétrique*, une aussi complète *neutralisation des déviations* ne s'effectue pas aussi facilement que pour les mouvements latéraux ; car, bien que les muscles du même nom soient considérés en général comme associés, cela n'est cependant vrai qu'en partie. Le droit supérieur de l'un des yeux n'est associé au droit supérieur de l'autre œil, comme muscle élévateur, que pour l'axe oculaire transversal ; au point de vue du mouvement rotatoire et du mouvement latéral, ces deux muscles se trouvent dans un rapport d'antagonisme tel que pour le parallélisme des lignes visuelles dans le domaine du plan visuel, et pour le parallélisme des méridiens, on pourrait regarder avec plus juste raison l'oblique inférieur de l'un des yeux comme associé au droit supérieur de l'autre œil, et l'oblique supérieur comme associé du droit inférieur. Au point de vue strict, il n'existe de rapport d'association véritable qu'entre les combinaisons des différents muscles coopérants. De cela résulte que, dans les paralysies symétriques, que ce soit des deux droits supérieurs ou des deux obliques inférieurs, il subsistera nécessairement des déviations. Le défaut d'élévation pourra se niveler sur les deux yeux, mais les écartements latéraux et les inclinaisons des images doubles s'ajouteront au contraire. Mais même dans une paralysie du droit supérieur sur l'un des côtés et de l'oblique inférieur sur l'autre, il ne pourra déjà pas se produire une complète neutralisation des déviations, à cause de l'inégale influence de ces deux muscles sur l'élévation. Il faudrait, pour qu'elle pût amener à cet égard un niveau égal, que la paralysie de l'oblique inférieur fût bien plus prononcée que celle du droit supérieur, ce qui entraînerait de nouveau des différences dans les mouvements latéraux : ainsi par exemple, si le défaut d'élévation se trouvait alors nivelé dans le plan médian, l'œil atteint de paralysie de l'oblique resterait plus en route dans l'élévation pendant la forte adduction que l'autre œil pendant l'abduction concomitante, etc. Ce n'est que dans la combinaison où le droit supérieur et l'oblique inférieur, ou le droit inférieur et l'oblique supérieur, seraient symétriquement paralysés, que pourrait en réalité se produire une neutralisation des déviations ou de la diplopie.

Si, à cause de la possibilité dont nous avons parlé d'une neutralisation des déviations dans une paralysie siégeant sur les deux côtés à la fois, l'examen de la mobilité absolue peut encore plus que dans les paralysie d'un seul côté être prise comme base du diagnostic, l'observation de la diplopie conserve cependant dans la plupart des cas une très-haute et très-décisive valeur. Pour en faire l'estimation, le procédé préférable consiste à prendre la *position médiane* pour point de départ, et à examiner d'abord de quelle façon se comportent les écartements des images dans les quatre directions cardinales. Si l'on observe dans ce cas que c'est toujours l'image d'un même œil qui, en admettant qu'il y eût toutefois écartement des images, s'avance dans la même direction que celle suivant laquelle l'objet fixé se meut (voy. p. 45), on acquiert par là dès l'abord une raison de ne chercher les paralysies que sur cet œil, et l'on peut alors acquérir, suivant les caractères spéciaux des images doubles, la possibilité de déterminer plus exactement les caractères de l'affection.

Si au contraire on observe que, dans de certaines directions, c'est l'image d'un œil qui devance l'autre dans le sens où l'objet se meut, et que dans d'autres directions c'est l'image du second, ou encore que dans une certaine direction l'écartement des images augmente dans une certaine étendue, puis qu'il reste constant ou diminue de nouveau, on est autorisé alors à songer à une paralysie double. Lorsque, par exemple, l'image de l'œil gauche, dans les mouvements de l'objet fixé en bas, en haut ou à droite, s'écarte dans ces mêmes directions de l'image de l'œil droit et que les écartements s'accroissent successivement vers la périphérie du champ visuel, on n'a alors que le droit de conclure à une paralysie des muscles élévateurs, abaisseurs, et rotateurs à droite de l'œil gauche. Si au contraire on observe que lorsque le plan visuel est élevé, l'image de l'œil gauche s'élève au-dessus de celle de l'œil droit, tandis que, pendant l'abaissement du plan visuel, l'image de l'œil droit descend progressivement au-dessous de celle de l'œil gauche, c'est que la paralysie siége évidemment sur les deux yeux et qu'on doit la chercher à gauche dans les muscles élévateurs et à droite dans les muscles abaisseurs. Naturellement nous sous-entendons ici qu'il se produit un abaissement progressif de l'image du côté droit et que ce n'est pas un restant de déviation en hauteur qui se prolonge jusque dans la moitié inférieure du champ visuel, circonstance qui pourrait très-bien se produire par suite d'un trouble de l'équilibre des antagonistes entre les forces d'élévation et d'abaissement de l'œil gauche.

Si l'on observe de plus, quand l'objet est porté à droite, que l'image de l'œil gauche précède et qu'elle produit de la diplopie croisée, mais que, après avoir parcouru une certaine distance vers la droite, cette image reste de nouveau relativement en arrière, et qu'il se produit une diminution du croisement, on ne peut plus expliquer ce phénomène par une simple paralysie du droit interne du côté gauche, et nous avons au contraire raison de rechercher une paralysie simultanée et moins complète du droit externe du côté droit, laquelle produit au voisinage de la périphérie du champ de mobilité une compensation partielle. Le meilleur moyen d'éviter ici les erreurs consiste à mener de front avec une grande attention l'examen de la mobilité absolue et les perceptions de la diplopie. S'il subsistait quelques doutes on devrait immédiatement avoir recours aux nombreux moyens de contrôle.

Si l'on veut grouper les paralysies d'après les nerfs qui président aux fonctions des muscles on observe que :

1° La paralysie du *nerf moteur oculaire externe* fournit les mêmes symptômes que celle du muscle droit externe, vu que ce muscle seul reçoit son innervation du nerf de la sixième paire.

2° La paralysie du *nerf pathétique* concorde par ses symptômes avec celle du muscle oblique supérieur, puisque ici encore ce muscle seul reçoit son innervation du nerf de la quatrième paire.

3° La paralysie du *nerf moteur oculaire commun* fournit des phénomènes plus complexes. Comme ce nerf préside aux fonctions de quatre des muscles moteurs de l'œil, notamment les droit interne, droit supérieur, droit inférieur et oblique inférieur, la paralysie complète du moteur oculaire commun se composera de l'assemblage symptomatique des paralysies de ces quatre muscles et donnera le tableau suivant :

Mobilité absolue dans les directions cardinales. — *a. En dedans*, absence absolue, car le véritable muscle adducteur, le droit interne, est aussi bien paralysé que les deux muscles qui peuvent produire un faible restant d'adduction anormale, le droit supérieur et le droit inférieur. D'après cela, la ligne visuelle ne peut donc pas être portée en quoi que ce soit en adduction au delà de la direction sagittale.

b. En haut, également complétement disparue ; les deux muscles élévateurs, le droit supérieur et l'oblique inférieur, sont compris dans la paralysie. Pour cette raison, toute élévation physiologique ou anormale, dont nous observons un certain reste dans la paralysie isolée de l'un de ces deux muscles devient impossible : la ligne visuelle ne peut pas être élevée de la plus petite quantité au-dessus de l'horizontale.

c. La mobilité *directement en bas* est de même complétement impossible. A l'état normal, celle-ci est produite par la combinaison de l'oblique supérieur et du droit inférieur. Si l'un de ces muscles vient à manquer, il peut encore se produire par la combinaison de celui de ces muscles resté intact avec le muscle latéral compensateur un certain abaissement directement en bas, mais qui s'accompagne d'un mouvement rotatoire anormal. Mais comme le droit interne, qui pour cela devrait se combiner avec l'oblique supérieur, est également atteint par la paralysie, il en résulte que le mouvement directement en bas ne peut en aucune façon se produire. Si un objet, pour la fixation, est porté dans cette direction, on voit à la vérité l'œil exécuter un mouvement ayant pour but de diminuer l'excentricité de l'image ; mais on constate à la fois que ce n'est pas la position désirée qui est atteinte, mais bien une position intermédiaire en dehors et en bas, sur laquelle nous allons avoir à revenir tout à l'heure.

d. Le mouvement latéral *en dehors* est conservé dans toute son intégrité physiologique, puisque pour le produire, c'est le droit externe, qui n'est pas atteint par la paralysie, qui entre en jeu. Pour ce qui est des *positions intermédiaires* on observe ce qui suit :

α et β. Les positions, en haut et en dedans et en haut et en dehors, sont impossibles à atteindre. A l'état physiologique elles réclament, en même temps que celle des muscles latéraux, l'action combinée du droit supérieur et de l'oblique inférieur ; mais les effets de substitution par lesquelles cette action combinée pourrait être remplacée, avec un accompagnement de mouvement rotatoire anormal, réclament au moins le fonctionnement de l'un de ces deux muscles, atteints par la paralysie.

γ. De même les positions en dedans et en bas ne peuvent pas être atteintes, vu que les deux muscles qui pour leur production fournissent l'effet adducteur, le droit interne et le droit inférieur, sont paralysés et que parce que des trois muscles qui à l'état physiologique y coopèrent, il n'y a que l'oblique supérieur qui entre en fonction et que celui-ci ne détermine que la position intermédiaire en dehors et en bas.

δ. Les positions intermédiaires en dehors et en bas sont impossibles en tant qu'elles dépassent, dans le sens de la ligne médiane, la voie de la ligne visuelle appartenant à l'action de l'oblique supérieur. Dans l'étendue de cette voie elle-même, elles ne sont possibles que par l'action isolée de l'oblique, et dans un sens plus prononcé vers la tempe, elles ne peuvent être produites que par la combinaison de l'oblique et du droit externe. Dans ces conditions se produisent ici des mouvements rotatoires anormaux répondant à l'action de l'oblique supérieur, et que l'on peut constater objectivement avec évidence, par suite de la mobilité restreinte de la ligne visuelle, surtout lorsqu'une abduction très-faible étant exigée, on peut se convaincre de l'action isolée du trochléateur.

En somme, le champ de mobilité se trouve réduit à un

segment qui n'atteint pas même un douzième de l'étendue normale et qui présente à peu près la forme suivante :

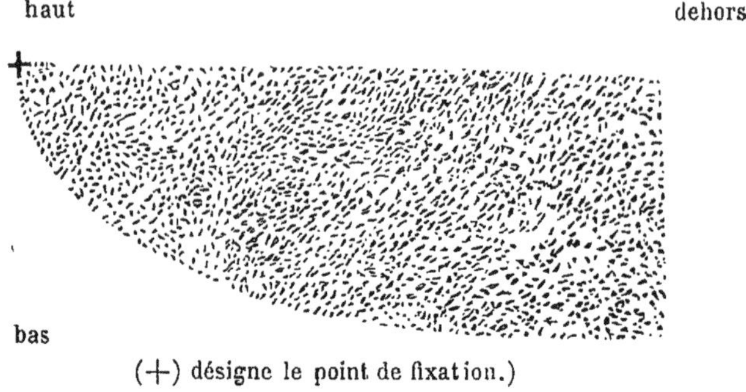

(+) désigne le point de fixation.)

La *projection erronée* est extrêmement variable suivant les nécessités du regard : si l'objet est élevé, le malade cherche à l'atteindre au-dessus ; si on le porte en bas, il le cherche au-dessous, etc. Toujours l'erreur se fait sentir dans le sens de l'effort excessif quoique sans effet. Le *sentiment de vertige* qui se rattache à cela, lors de l'usage exclusif de l'œil est naturellement on ne peut plus gênant parce que, suivant les exigences variables du regard pendant la marche, l'anomalie de projection change aussi continuellement, et que par là il devient très-difficile d'éviter les circonstances trompeuses soit par le maintien de la tête, soit en corrigeant l'appréciation.

Le rapport des deux yeux de l'un à l'autre est naturellement aussi extrêmement variable suivant les directions exigées. Si l'objet à fixer est tenu dans la ligne médiane du plan horizontal, l'œil atteint se montre constamment dévié en dehors et en même temps d'ordinaire légèrement en bas.

Si l'on remarque déjà, dans une paralysie isolée mais complète du droit interne, que l'œil reste légèrement en route, en dehors dans la position en question, on comprendra sans peine que ceci se produise encore davantage dans le cas présent, puisque toutes les forces adductrices, le droit interne, le droit supérieur et le droit inférieurs, ont paralysées, tandis que les deux muscles dont les fonctions sont conservées, ont une action abductrice (1). C'est de la même façon que s'explique la déviation en bas qui, du reste, n'existe qu'à un faible degré. Puisque les deux forces élévatrices, le droit supérieur et l'oblique inférieur, sont atteintes de paralysie, tandis que, des deux muscles abaisseurs, l'un, l'oblique supérieur, jouit de l'intégrité de ses fonctions, il ne peut en être autrement.

Si maintenant, en admettant toujours qu'il s'agisse d'une paralysie du moteur oculaire commun du côté gauche, l'objet fixé vient à être porté de la position médiane vers la droite, la divergence augmente naturellement d'une façon progressive, et même, par suite de l'immobilité absolue de l'œil gauche, elle augmente de toute la quantité de rotation qu'exécute l'œil droit. Si l'objet est porté directement en haut, l'œil gauche s'élève à la rigueur par suite du relâchement de l'oblique supérieur, du léger abaissement, s'il en existait un, jusqu'à la position horizontale, mais acquiert alors un strabisme deorsumvergent qui à son tour, augmente de toute la valeur de la rotation exigée. Si l'objet est porté en bas, la ligne visuelle gauche arrive à se placer, si l'abaissement est léger, dans le même plan que la droite. Cela arrive lorsque le léger abaisse-

(1) Il faut aussi prendre toujours comme expression d'un défaut absolu de toutes les actions musculaires, un très-léger degré de divergence. J'ai toujours constaté une semblable divergence, mesurée par l'action d'un prisme de 6 à 8 degrés, toutes les fois que tous les muscles d'un même œil étaient paralysés et qu'à cause de cela les yeux étaient complétement immobiles, fait que l'on observe dans les tumeurs du crâne ainsi que dans certaines affections de la base susceptibles de guérison. (Voy. *Archiv. f. Ophthalm*, Bd. XII, 2, p. 266.)

ment de l'œil gauche, y compris une légère augmentation que celui-ci peut encore acquérir par une action plus active de l'oblique supérieur, se trouve égalé par l'abaissement de l'œil droit. Mais si l'abaissement de l'objet continue au-dessous de ce niveau, qui se trouve situé à 8 ou 10 degrés au plus au-dessous de l'horizontale, l'œil gauche reste alors en route en haut, vu que la force abaissante principale, le droit inférieur, lui fait défaut. Le strabisme sursumvergent dont il est atteint alors ne s'accroît évidemment pas tout à fait de la valeur de la rotation exécutée par l'œil droit, puisque l'effet de l'oblique supérieur, en s'accroissant, fournit encore une petite quantité pour l'abaissement. Il augmente pourtant d'une façon rapidement croissante vers la périphérie inférieure du champ visuel, tandis que par suite de la contraction de l'oblique la divergence augmente encore en même temps. Si enfin l'objet se trouve porté vers la gauche, la divergence disparaît; la légère différence de hauteur, par suite du relâchement complet de l'oblique supérieur, cesse égament une fois que, par l'action de la tendance à la fusion, la fixation binoculaire devient possible. Ce dernier fait ne tend cependant à se produire que lorsque l'objet est porté extrêmement à gauche. Il se développe même, par suite du défaut absolu de toute résistance musculaire à la rotation à gauche, en général bientôt de notables troubles de l'équilibre des antagonistes qui propagent le strabisme divergent jusqu'à la périphérie gauche du champ de mobilité. Il est inutile de dire que, dans les positions intermédiaires, il se produit également une direction oblique du strabisme paralytique qui, pour les positions en haut et en dehors, en haut et en dedans, en bas et en dedans, est précisément opposée à la rotation nécessaire. Pour les positions en dehors et en bas, la mise en position reste possible à condition qu'on n'exige qu'un très-faible abaissement. Mais si, au contraire, un abaissement plus prononcé est réclamé, le concours fourni par l'oblique supérieur devient insuffisant et il en résulte également un strabisme deorsumvergent accompagné d'un reste plus ou moins grand de divergence.

Les *déviations secondaires* de l'œil droit sont naturellement dirigées dans des sens aussi différents que les déviations primaires ; la divergence devient un excès de divergence, le strabisme deorsumvergent devient une excessive élévation, et le strabisme sursumvergent se transforme en abaissement exagéré.

Suivant les différentes directions de la ligne visuelle, la *diplopie* revêtira de même des formes très-variées. Pour un objet placé dans la ligne médiane du plan horizontal, l'image de l'œil gauche est située à droite et un peu plus haut. Si l'objet est porté à droite, le croisement surtout augmente rapidement de degré. Si l'objet est élevé, le croisement des images, par suite du relâchement volontaire de l'oblique supérieur, diminue d'une légère quantité ; mais l'image de l'œil gauche s'élève rapidement au-dessus de celle de l'œil droit. Si l'objet est abaissé, le croisement augmente encore un peu à cause de l'exagération de la contraction de l'oblique supérieur ; les deux images, lors du léger abaissement du plan visuel, se placent dans un même niveau, mais bientôt l'image de l'œil gauche s'abaisse de plus en plus au-dessous de celle de l'œil droit, en même temps que le croisement continue à s'exagérer. Si enfin l'objet est porté à gauche, le croisement diminue progressivement et même, lorsque la direction latérale deviendra suffisante, les deux images peuvent arriver à se placer dans une même direction verticale. Si elles se rapprochent de cette position, il pourra se faire que dans des cas de tendance prononcée à la fusion, la petite différence de hauteur soit surmontée par suite du relâchement volontaire de l'oblique supérieur ; mais dans d'autres cas il faut, pour arriver à la fusion des images, que l'objet tenu à gauche soit en même temps légèrement abaissé ; en tous cas, le segment du champ de mobilité gauche situé quelque peu au-dessous de l'horizontale, est celui dans lequel la fusion réussit le plus facilement. Ce segment pourtant appartient à peine encore, dans une étendue prononcée, au champ visuel commun, et par suite de cela la rotation de la tête à droite et légèrement en arrière qui y répond, est rarement utilisée, même lorsque le ptosis de la paupière supérieure permet encore l'usage commun des deux yeux, et en général l'exclusion de l'œil atteint lui est préférée.

Les obliquités des images, par suite du rapide accroissement des écartements latéraux et en hauteur ne sont d'ordinaire indiquées que dans de faibles étendues du champ de vision. Là où elles se font sentir, les images de lignes horizontales montrent tout à fait les obliquités qui répondent au manque d'inclinaison physiologique des méridiens. Ainsi, par exemple, dans le regard à gauche en haut, il se produit une rotation apparente de l'image de l'œil gauche en sens positif, par suite du manque de production du mouvement rotatoire positif; dans le regard à droite en haut, il se produit une rotation apparente en sens négatif, par suite du manque de production du mouvement rotatoire négatif ; dans la position à droite en bas, on observe une rotation apparente en sens positif par suite du manque ou de l'insuffisance du mouvement rotatoire positif qui se produit ici d'après le mode physiologique ; enfin, dans la position en bas à gauche où, au lieu du mouvement rotatoire négatif qui s'y rapporte, il se produit par l'action isolée de l'oblique supérieur un mouvement rotatoire positif, on observera une rotation apparente négative particulièrement prononcée. Quant à ce qui est de l'inclinaison d'objets verticaux, les rapports sont de nouveau de nature un peu plus compliquée, en ce sens qu'à elles s'ajoutent, principalement dans les positions intermédiaires vers la droite, les effets des inclinaisons naturelles des projections. Je dois pourtant, comme les mêmes conditions qui se produisent pour les paralysies isolées se répètent ici, me contenter de renvoyer à ce que j'ai dit plus haut, notamment à propos de la paralysie du droit interne.

La direction à donner aux *prismes correcteurs* doit naturellement varier suivant la position à laquelle doit se rattacher la correction : de telle sorte que, pour un abaissement de l'objet, il faut les prendre réfringents en bas ; pour une direction à droite, il faut les prendre abducteurs, etc. Par suite des déviations dans les écartements des images accompagnant les moindres changements dans les directions du regard et par suite de la diminution progressive de l'étendue de fusion dans presque toutes les directions, la latitude de la correction est presque réduite à zéro. Il n'y a que dans cette petite région du champ de mobilité qui est située en dehors et un peu en bas, et dans laquelle l'action des deux seuls muscles dont les fonctions sont encore intactes se fait sentir, que de petits restes de cette latitude peuvent encore être démontrés.

Le tableau de la paralysie complète du moteur oculaire commun comprend encore, outre la paralysie des muscles oculaires qui y appartiennent, les phénomènes de paralysie du muscle élévateur de la paupière supérieure, du muscle sphincter de la pupille et du muscle accommodateur. Mais cette partie de la séquelle des symptômes ne rentre pas dans le cadre de notre tâche, qui ne se propose que l'étude des phénomènes qui se produisent dans les muscles oculo-moteurs.

Les symptômes d'une *paralysie incomplète* du moteur oculaire commun varient à l'infini, suivant les distributions de la paralysie sur les quatre muscles oculo-moteurs en question. S'il n'y en a que quelques-uns d'atteints, les phénomènes seront en concordance avec la paralysie de ces muscles isolés. S'il y en a plusieurs, ou si tous sont atteints mais d'une façon inégale, il en résultera des images mélangées des plus diverses, dans lesquelles quelques caractères de la paralysie complète peuvent s'effacer ou même se renverser. Si, par exemple, le droit supérieur n'est que très-peu paralysé, mais que le droit inférieur le soit complétement, la légère inclinaison de l'œil gauche en bas, que nous avions notée pour la direction médiane du regard, s'évanouira ou pourra même faire place à une légère élévation, parce qu'alors, dans la paralysie complète, la prépondérance que le droit supérieur acquiert sur son antagoniste, est d'un plus grand poids pour la position en hauteur de la ligne visuelle que l'intégrité de l'oblique supérieur vis-à-vis de son antagoniste qui est paralysé. Naturellement dans cette supposition le strabisme sursumvergent, lors de l'abaissement de l'objet mis en fixation, sera plus saillant que le strabisme deorsumvergent, lors de l'élévation de l'objet. Pour ce qui a égard au degré de la paralysie de chaque muscle en particulier, à côté de l'examen de la mobilité absolue, des déviations et de la diplopie, l'excès de la déviation secondaire, dans les différentes directions du regard, sera d'un puissant secours différentiel.

Autant il est impossible de dire ici quelque chose de précis sur le nombre presque incommensurable des formes combinées et des degrés différents de la paralysie, sans entrer dans des détails cliniques, autant il est difficile de préciser le *trouble d'équilibre des antagonistes* qui suit la paralysie du moteur oculaire commun. La paralysie, en effet, conserve ici son état pur et primitif. Dans ce cas se montre un plus grand accroissement de la divergence, de telle sorte que l'œil acquiert finalement une position d'abduction extrême et reste en même temps dévié en bas. Il semble aussi qu'à cause du manque des nombreuses résistances habituelles, il se produise ici assez rapidement des modifications de structure, des dégénérescences fibreuses des muscles raccourcis qui empêchent de plus en plus le relâchement volontaire de ces derniers, de telle sorte que leur jeu, dans la partie du champ de mobilité naturellement régi par eux, diminue progressivement. Mais si, en revanche, ainsi que cela a lieu en général, la paralysie du moteur oculaire commun rétrograde en partie ou en tout, tandis que les troubles de l'équilibre des antagonistes s'accusent davantage, il faudra de nouveau, afin de déterminer l'une ou l'autre des formes de déviations résultantes, tenir compte de la proportion des restes de paralysie tels qu'ils continuent à subsister dans les différents muscles. Le strabisme divergent, sursumvergent et deorsumvergent et toutes les formes de strabisme oblique intermédiaire peuvent, suivant les circonstances, persister comme restant d'une paralysie du moteur oculaire commun. Toutes fourniront alors les caractères décrits pour les paires de muscles correspondantes.

FIN DE LA PREMIÈRE PARTIE.

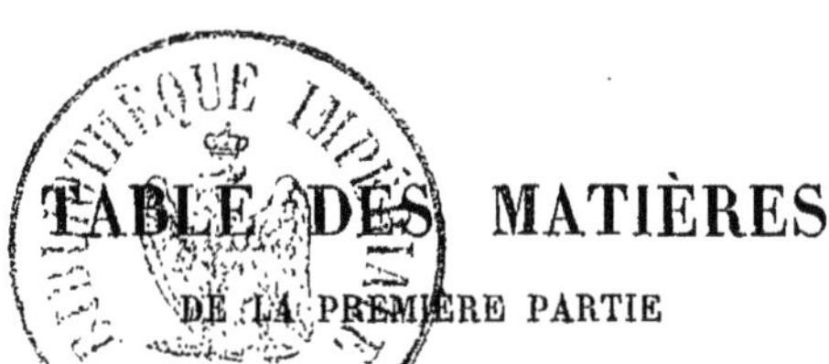

TABLE DES MATIÈRES

DE LA PREMIÈRE PARTIE

FIN DE LA TABLE.

Paris. — Imprimerie de E. MARTINET, rue Mignon, 2.

www.ingramcontent.com/pod-product-compliance
Ingram Content Group UK Ltd.
Pitfield, Milton Keynes, MK11 3LW, UK
UKHW021057230726
13926UKWH00004B/1905